U0116249

没人能是旁观者

十四个拷问人心的生命伦理难题

[日] 香川知晶 著　　吴震 杨西寒 译

陕西新华出版
陕西人民出版社

图书在版编目(CIP)数据

没人能是旁观者/(日)香川知晶著；吴震，杨西寒译. —西安：陕西人民出版社，2023.11
ISBN 978-7-224-14829-9

Ⅰ.①没… Ⅱ.①香… ②吴… ③杨… Ⅲ.①医学—研究 Ⅳ.①R

中国国家版本馆 CIP 数据核字(2023)第 005765 号

著作权合同登记号 图字：25-2023-007

出 品 人：赵小峰
总 策 划：关 宁
策划编辑：管中洑 张阿敏
责任编辑：管中洑 张阿敏
封面设计：吴怡璠

没人能是旁观者

作　者	[日] 香川知晶
译　者	吴 震 杨西寒
出版发行	陕西人民出版社 (西安市北大街 147 号 邮编：710003)
印　刷	陕西龙山海天艺术印务有限公司
开　本	889mm×1194mm 1/32
印　张	9.75
字　数	183 千字
版　次	2023 年 11 月第 1 版
印　次	2023 年 11 月第 1 次印刷
书　号	ISBN 978-7-224-14829-9
定　价	59.00 元

如有印装质量问题，请与本社联系调换。电话：029—87205094

推荐序一

香川知晶先生的《没人能是旁观者》是我阅读过的将生命伦理学基本知识介绍给大众的第一本著作。围绕人的生老病死以及应用各种技术于人的伦理问题本来就是以大众为主体，而对相关问题的决策也必须由大众参与，将生命伦理学的基本知识以及如何运用这些知识的技能赋予大众，并与大众切磋应当是我们生命伦理学专业人员必须执行的道德律令，而不是茶余饭后的一件琐事。因此，在这里我首先要对香川先生表示敬意。希望在我国也将出现这样一部生命伦理学专业人员面向大众的著作。

我对于这本书的深刻印象之一就是作者对与生命伦理学有关事实、事件、案例的扎实知识。这对于生命伦理学的学术研究是十分重要的。我国一些哲学家或伦理学家往往错误地以为只要通过思辨发明某一哲学或伦理学理论，世界上所有社会领域的实践问题就都可通过演绎从他们发明的理论中得到解决，无须对我们面临的社会实践问题进行切实的了解。作为实践伦理学的一门学科的生命伦理学，要协助医生、与健康相关的科研人员、公共卫生人员，以及相关监管人员解决他们面临的应该做什么和应该如何做的规范性问题(伦理问题)，必须了解与他们面临的伦理问题相关的事实，目前更多的是与新技术应用于医学的相关事实，尤其是要了解其特殊性，才能具体分析具体情况，做出合适的道德判断。香川先生为我们描绘的一幅图景，就是每当科学家发明的新技术应用于病人产生了种种我们不知道应该如何恰当处理的伦理问题，并在人们发明了一些概念和理论似乎可以合适处理这些问题的过程中又发生新的问题的生动历史。对新技术应用中产生的新问题，以及在试图解决这些问题中又产生的新问题，都需要我们从实际出发，对这些问题进行具体的了解、分析和研究，特别要注意情况和问题的特殊性，而不是靠思辨或已有理论的推演所能解决的。

香川先生的这本书对我们有许多启发，不可能在这短短的推荐序中一一列举。但我想提出两点，愿与读者分享。

第一点是，面对应用于如此多种疾病或疫病的层出不穷的新技术，以及如此多种的处于不同文化或亚文化情境下的病人，单单一种哲学或伦理学的理论或“主义”是不够的。例如我们必须考虑一项技术应用于病人的后果，包括可能的收益和风险，但我们不可陷入“后果论”，认为衡量临床干预是否合适、是对是错的唯一标准就是行动的后果。这种后果论就会导致我们可以杀死一位病人去挽救另外五位分别需要心脏、肺脏、肝脏、左肾和右肾移植的病人的生命的悖论甚至谬论。因此我们必须认识到，我们负有尊重任何一个人的人格权、生命权和身体权的义务。同样，我们在尊重每一个人的自主性、内在价值和尊严时也不能陷入“义务论”，认为衡量一个人行动是非对错的唯一标准在于是否行使了对人的义务，而不考虑行动的后果。例如，我们能尊重家长因无知而反对喉管手术的自主性，导致发生孩子本可避免的死亡的后果吗？因此我们在解决生命伦理学面临的伦理问题时必须采取多元的理论和路径，并将有关利益攸关者的价值加以合适的平衡或权衡。这也许也就是儒家所说的“和而不同”吧！我们尊重人的自主性，尊重人的自主性和自由都是非常重要的价值，但为什么要因此而去陷入“自由主义”呢？“契约精神”也是好的价值，但为什么要去陷入“契约主义”呢？医患之间并不是一种契约关系，而是一种“信托关系”(fiduciary relationship)，强调医患关系是契约关系就会改变“医本仁术”的本质。

第二点是，香川先生强调解决当前的科学与社会的关系问题不能单靠科学家或医学家的独立决定。在更宽广的范围内，科学家或医学家并不拥有“自行裁量权”(discretion)。在我国总结贺建奎事件教训时，也强调是否已经到了可以进行可遗传基因组编辑的时候，这不是一个可以由科学家、科学团体或科学研究机构决定的科学问题，而是一个应该由这个国家的人民决定的社会政治问题。我国自五四运动以来，一直呼吁“赛先生”(Science)和“德先生”(Democracy)的到来。现在新技术的发展和应用需要赛先生和德先生携手同行，才能解决新技术在医学(病人和人群)应用上的伦理问题，制订妥善的治理办法。

邱仁宗

中国社会科学院哲学研究所研究员、应用伦理研究中心名誉主任

华中科技大学生命伦理学研究中心主任

中国人民大学伦理学与道德建设研究中心生命伦理学研究所所长

推荐序二

从书名《没人能是旁观者》可以揣摩出，这必定是一本写给普罗大众读的书。

什么主题能激起百姓的阅读兴趣？这让人联想到元宵节的灯谜，灯谜有谜面，也有谜底，该书的谜面是医学伦理，谜底却是人生哲学。何谓人生？有人说是生老病死，有人说是生死爱痛，都避不开一个场所，那就是医院。如同巴黎人“要么在咖啡馆，要么在去咖啡馆的路上”，我们何尝不是“要么在医院，要么在去医院的路上”。只因生命无常，命运无常，人生路上有着无数的岔道口，随时都可能与疾病、痛苦、死亡不期而遇，人食五谷杂粮，焉能无病，因而我们大伙都跟医院有着不解之缘。现代人生在医院，死在医院，疗愈在医院，尤以死亡最为纠结，急诊送医院，恶疾送医院，重症送医院，车祸送医院，仿佛一旦送进医院，就会逢凶化吉，遇难呈祥，其实不然，医学不是推土机、不是电熨斗，也没有精准制导导弹，并非药到病除，术到病除。人类与病魔斗法，总应心存敬畏。所谓“道高一尺，魔高一丈”，癌症晚期患者只能接受姑息治疗，凶险患者全力抢救无效的案例也是司空见惯，急诊室、抢救室、重症监护室(ICU)，也常常回天无力，此事古难全，科学英雄皆无奈，医学大师也惋惜。这背后，既有医疗技术的天花板，也有医学伦理的藩篱，您可想知晓一二?

本书作者是一位日本的医学伦理学家，书中讲述了一些发生在东瀛岛国的稀罕事，当然伦理争论无国界，书中也探讨了许多国际关注的跨国案例。无疑，中日两国一衣带水，现代化、城市化带来的老龄化困境相当，但医疗服务与社会福利水准差别不小，跨文化差异十分明显。日本的岛国境遇(自然资源匮乏、地震、台风、海啸等灾害频发)滋生的岛民心理投射在疾苦观、疗愈观、生死观、医疗观上，使得日本国民心中普遍欣然接纳生命中的痛苦、疾病，乃至死亡的宿命，普遍抱持一份“有准备的痛苦”“有准备的死亡”的心态，譬如中国人常常说“生死大事”，先言生，后言死，因为孔老夫子有名言：未知生，焉知死。而在日本那里则是“死生大事”，先言死，后言生，人生如同绚烂一时的樱花，要么怒放，要么凋零。因为这份“物哀”情绪，对医学、医院、医生常怀敬畏与感恩。

医学伦理道理不简单、也不单纯，在百姓心中最最在乎的是公平、公正，人常用“僧多粥少”来形容优质医疗资源的短缺与有限，包括名医资源、手术资源、药物资源、床位资源，什么样的患者可以优先享用？凭什么优先，甚至独占这些优质医疗资源？通常的规则是先到先得，排队取号，依次就诊(手术)，或者重症优先，谁的病情最严重，资源向谁倾斜，但是，诊疗境遇中，却是各种因素常常改变资源的分配，这合理吗？骨髓干细胞、可移植的器官(心脏、肾脏、肝脏、角膜)等不可扩容的资源，对于排队等候移植的危症患者而言，一旦获得，就意味着再生的希望，一旦失去这个机会，就可能失去生命。

面对死亡无常，树立“有准备的死亡”观念，就是刻意培育豁达的生死观。人生百年，终有一死，潇洒的姿态是“随时可死，处处求生”，这样说似乎有一些悲观。大部分中青年不会直面死亡，觉得死亡离自己很远，等到衰老，疾病缠身时再去琢磨也不迟，提前思考，多少有些不吉利，甚至晦气。其实不然，猝死、车祸、疫病、肿瘤，都会光顾年轻人，甚至儿童，因而应该早早思考。中国的圣贤大禹有“生寄死归”的豪言，西方哲人海德格尔有“向死而生”的名言。人生漫漫，从摇篮到墓地，迢迢三万天，但周期性降临的疾病、灾难、瘟疫、动乱都会干扰、改变这一进程，憧憬死亡并非多余，而是必须。因此，每一个人都应在健康时预立医疗指示，以应对突发死亡的伦理选择。我希望死亡时是有尊严的、温暖的、利他的，而非凄凉的、悲惨的。在生命无法逆转时，选择怎样的医疗措施？希望谁来陪伴、见证？如何抚慰与安顿亡灵？这些都已经超出了医疗技术服务的范畴，进入人文关怀、伦理彷徨的领地。家庭会议制度如何启动？医护与家属如何达成医疗意见的统一？是永不言弃，生命不息，抢救不止？还是根据患者的意愿，适时放弃无谓的救治，让患者安静、安宁、安适地离开？这些都需要技术与人文统筹发力，才能做到生死两安，生死两悦。

脑死亡概念的辨析模糊了死亡的传统节点，死亡认定不再是某一个器官的功能丧失（心跳、呼吸停止），而是出现多米诺骨牌效应，呼吸、循环、中枢神经系统（脑干）的多器官衰竭，而且大脑功能丧失的权重大于呼吸、循环功能终止，这就为死亡判定和器官捐献志愿者摘除器官的窗口提供了新的时间与空间契机，也为何时终止植物人的维生系统提出了新的伦理挑战。由此产生伦理仲裁的机构和制度安排，临床医生的决策也有了新的依凭。

生育境遇中的伦理问题丝毫不比死亡伦理简单。近30年来，人类的生育意识、性关系、家庭纽带、养育方式，乃至生育能力都发生了翻天覆地的变化，婚-性-育的传统格局不再，避孕药的横空出世，将古往今来的性与生育的捆绑关系彻底砸碎，有性无育的境遇越来越普遍。人工辅助生殖技术也是突飞猛进，生育不再是水到渠成，瓜熟蒂落，而是人工化的生殖工程。试管婴儿、剖宫产、借腹生子（代孕母亲）、人工哺乳，伦理问题早已屡见不鲜，日本的饭岛女士请母亲代孕，由此产生“同宫异代”

生育现象，令孩子的身份出现危机，妈妈是姐姐，外婆是生母，这种伦理尴尬让专家也哑舌。未来人类生育方式还会发生怎样的奇迹，人们还不敢预测，究竟是干细胞诱导的雌雄同体与子宫外培育的模式，还是人工智能 3.0 版本的硅基生命的组配模式，一切皆有可能，生殖伦理问题将会越来越严峻。

尽管胎儿产前监测与干预之网越织越密，但是遗传病与缺陷新生儿的比率仍然很难归零，如何对待患有唐氏综合征等严重遗传疾病，以及生命指征衰微的缺陷新生儿，成为新的临床伦理焦点，救与不救，都面临着伦理拷问。见死不救违背医者“救死扶伤”的职业承诺，但竭尽全力救治，挽回了衰微的生命，却让患儿家庭和社会福利系统背上沉重的负担，这些孩子的生存质量通常都较低，养育成本极高，日后也难以自理自立，因残贫困、贫病交加的阴霾将终生笼罩在这些不幸的家庭头上。这就需要出台具有可操作性的严重缺陷新生儿救助原则，需要伦理学家拿出勇气和智慧，来思考解决之道。

以上所述的种种情形，都有可能与我们中的某一个人不期而遇，这是由于生命的偶在性、医学的不确定性，不是医生不努力，而是疾苦的演进轨迹太复杂，死神的光顾太无常，就像物理学中无序的“布朗运动”。因此，医院里没有什么真相能大白，也没有什么妙手可回春，只有无限的可能性和永恒的探索性，医学伦理不过是一份心理补救，为人类洞悉“生命盲盒”提供一份知行合理性的辩护而已。

王一方

北京大学医学部教授

序言

我们生活在一个怎样的时代？作为本书的出发点，这一问题在第一版中就论述过，在修订版中我们依然以此作为全书的开端。

近来我们时常会听到“某某伦理”这样的说法。政治伦理、企业伦理、媒体伦理等词频繁出现在各种媒体上，人们也已司空见惯。这些词就好像一旦发生问题时围观群众的吆喝声，不过是些空洞的套话。但我依然觉得讨论“伦理”还是有其必要性的。

在这种背景下，应用伦理学作为伦理学的一个分支飞速发展起来，开始出现了各种伦理说。比如最初的生命伦理、环境伦理、商务伦理，后来又发展出信息伦理、工学伦理、体育伦理，甚至进一步出现了像基因伦理、脑神经伦理、纳米伦理、机器人伦理这类，仅从字面难以想象其内容的各种伦理学。“某某伦理”成为一种潮流，甚至可以说形成了“凡事皆伦理”症候群。现代社会几乎进入了一个“伦理时代”。

但十年后的今天，“某某伦理”已经难见其踪影了。如今是一个凡事皆可“虚假”的时代，全世界都充满着为虚假让行的氛围。这有些类似于古希腊诡辩家们活跃的时代。古希腊诡辩家的杰出代表普罗泰戈拉(Protagoras)提出了著名的“人类尺度说”——人是万物的尺度，是存在的事物存在的尺度，也是不存在的事物不存在的尺度。意思是说，世间并无绝对的真假对错，事物的存在是相对于人而言的。人的感觉怎样，事物就怎样。作为尺度的人就是一个个分散的“自我”。如此一来，无论任何事情都可以因人而异来解释。于是人们不用再思考是非对错，在凡事皆虚假的“后真相”时代已经很难再谈论伦理了。

尽管如此，我还是不得不说，我们的时代依然是一个“伦理时代”。“伦理”一词被频繁提及的时代，一定是一个社会无法按部就班地发展，人们因此而感到痛苦的时代。回顾历史，我们会发现每一个“伦理时代”都是一个人类价值观发生巨大变化的时期。过去认为理所当然的观念和生活方式受到冲击、发生动摇，人们不知该如何思考、如何生活的时候，就会求助于伦理。

处于时代剧变期的人们面临的首要问题是难以预测未来，而我们又不得不在这种对未来的不确定中继续生活下去。

2020 年新冠肺炎疫情开始肆虐全球，使得人类的未来愈加充满了不可预知性。人们担心在这个优先发展经济、不断推动全球化的时代，类似的传染病极有可能以更短的周期向人类袭来。

当然，即使传染病肆虐，我们也可以采用积极乐观的态度开创未来。但这种积极的态度或声音并不是简简单单就能形成的，这一点也许正是“伦理时代”的特征。我们很难简单直接地得到答案，我们需要不断思索是这样还是那样，也许既不是这样也不是那样。但首先，我们能做的就是了解并思考当下正在发生什么？都有哪些问题？首要的就是“活在当下”。

本书就是围绕着被称为“生命伦理”的各种话题，尝试着用“活在当下”的角度去思考。在“人的生命”这一主题下，产生了哪些问题？人们如何讨论？人们寻求的是什么？所有的问题都围绕着“人的生命”，而这也是一切价值的根本所在。

本书所探讨的 14 个问题，会涉及社会所面临的各种具有典型性的课题。

在第一章，我们要讨论的是医疗资源的分配，思考生命伦理的最根本特征。第二章中我们讨论的是与此相关的“新冠病人救治中的治疗类选法”问题。

接下来的第三章到第七章，涉及生命的起点——人的出生。主要是残疾和检查技术（第三章、第四章）、日本《强制不育救济法》与优生思想（第五章）、因不孕不育治疗而飞速发展的辅助生殖技术（第六章、第七章）。

本书的后半部分将关注生命的终点——人的死亡。从终止治疗和安乐死问题(第八章、第九章)，到被称为“人生会议”的日本版 ACP(Advance Care Planning，预立医疗计划)(第十章)，以及 2009 年《器官移植法》修订后，有关脑死亡器官移植的问题(第十一章、第十二章)。

作为全书结尾的两章(第十三章、第十四章)，涉及脑死亡器官移植以及基因编辑技术的问题，并作为全书的总结，思考对生命伦理的讨论到底是什么？我们应该提出怎样的问题？

如果读者们能够站在现代社会的角度，对本书中提出的上述各种问题进行认真的思考和积极的讨论，笔者将感到不甚荣幸。

目录

第七章 器官移植与否？

“自主决定”以及孩子的权利

第八章 治愈无望之时

加利福尼亚州《自然死亡法》及昆兰案

第九章　尊严死与安乐死

射水市民医院事件与尊严死运动

第十章　人生最终阶段的协商

日本版 ACP —— “人生会议”

第十一章 脑死亡是死亡吗?

“落后的日本”及出台《器官移植法》的意义

第十二章 你愿意捐献器官吗?

供体器官不足问题

| 第一章 |

资源短缺时，谁该被救治？

——生命伦理最初的问题

问题的开端

你是一名医生，你有两位患者，都身患绝症，没有特效药或治疗方法，你完全束手无策。

就在此时，一种划时代的新药送到你面前，这种新药的原材料十分稀缺，药量只够治疗一位患者，如果将药分成两份分别给两人使用，则药效不足，谁也治不好，因此，你只能选择救其中的一人。那么，你会怎么选？

这是现代社会对生命救治发出的灵魂拷问。那就让我们从这个假设的问题开始对“生命伦理”的探讨吧。

生命伦理学（Bioethics）一词最早起源于20世纪70年代的美国。而关于生命伦理学遇到的现实问题，可以追溯到1962年美国的西雅图，那里发生了“谁能使用肾脏透析治疗”的难题。

肾脏只有拳头大小，呈蚕豆状，位于人的腰部两侧。肾脏有多种功能，其中一项重要功能就是生成尿液。肾脏在产生尿液的同时帮助身体排出废物，同时也能阻止对身体有用的物质被排出。一旦肾脏丧失功能，人便无法生存。当肾功能不全发展到生成尿液的功能严重不足时，就必须考虑进行透析。

目前的透析治疗多为每周三次，每次 4~5 小时。几乎所有透析患者一旦开始透析就是终生的。大部分做透析的患者是门诊患者，每位患者每月的透析费用约 40 万日元，一年约 500 万日元。由于患者人数持续增加，医疗费用总额相当庞大。

对患者来说，透析不仅花时间，还有并发症以及饮食受限的问题，负担不可谓不重。从经济上说，因为有医疗保险以及其他的一些医疗补助，需要个人负担的费用比较少。但即使如此，也应避免病情发展到需要接受透析的程度。因此日本的医学专家们呼吁，对于那些由生活习惯引发肾功能不全的患者，应通过日常生活的自控与调节来控制病情的发展。

透析治疗所需的透析设备曾引发了生命伦理方面的首个课题。

透析设备是 1960 年由美国华盛顿州立大学的医生贝尔丁·斯克里布纳(Belding Scribner)研发的，用于治疗慢性肾病患者。透析设备的功能是排出血液中的废物，净化血液。透析机的原型早在第二次世界大战时的荷兰就出现了，当时被用于治疗急性肾病患者。斯克里布纳开始将其用于治疗慢性肾病患者。(见图 1-1)

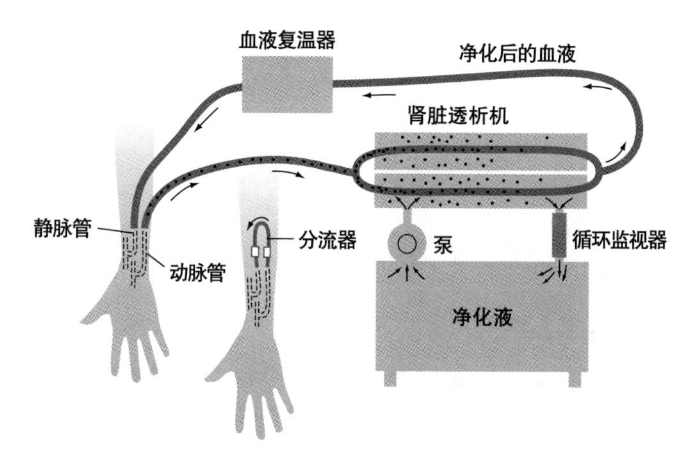

图 1-1　美国《生活》（*Life*）杂志刊载的斯克里布纳的透析机原理图

该图为从左侧手臂进行透析的示意图。按照动脉→透析机→静脉的顺序进行血液透析。透析结束后，在手腕处装上 U 形分流器。

当时的肾病专家们面临着很棘手的情况。肾功能不全发展到终末期时，因为缺乏有效的治疗手段，医生只能眼睁睁地看着患者死亡。斯克里布纳就是这些医生中的一员。因此，当他一完成透析设备的研发，就立即在濒临死亡的患者中开始了试验。透析设备的疗效极好，不少患者因此得救。

于是透析成为治疗终末期肾病患者的一种有效方法。1962 年，斯克里布纳在大学的附属医院成立了西雅图人工肾脏中心，正式开始用透析机治疗患者。但问题是，当时只有三台透析机。

"他们决定谁能活、 谁会死"

由于《生活》杂志的报道(1962 年 11 月),斯克里布纳的透析机广为人知,撰稿人是常驻西雅图的女记者莎娜·亚历山大(Shanna Alexander),报道的标题骇人听闻——《他们决定谁能活、谁会死》!

亚历山大以冷静客观的视角报道了一位在人工肾脏中心接受治疗的患者——37 岁的约翰·迈尔斯的日常生活。迈尔斯有妻子和三个孩子,他的生活和其他普通的公司职员几乎没有什么不同。他每周要在人工肾脏中心接受两次透析治疗,每次 10~12 小时,第二天照常上班。

在接受透析治疗之前,迈尔斯的肾功能不全日益严重,甚至无法从床上坐起来,但却求助无门。由于有了透析机,迈尔斯才能重返工作岗位。

但《生活》杂志的报道也指出了隐藏在医学进步背后的巨大隐患——接受治疗的患者是由医生选择出来的。"他们决定谁能活、谁会死"正是对这个问题的强烈质疑。

让谁接受治疗？

让谁接受治疗？早在人工肾脏中心成立之前，斯克里布纳就明白这是个大问题。与患者人数相比，透析机的数量明显不足。于是斯克里布纳决定成立一个委员会，由委员会决定谁可以接受治疗。筛选的过程分为两个阶段。

第一阶段，由专科医生组成的委员会从医学的角度评估患者。他们会判断患者的病情是否必须要使用透析机，以及患者是否能耐受长期的透析治疗。

而第二阶段，斯克里布纳决定将最终的决定权委托给另一个由七名市民组成的市民委员会。这七人匿名且无报酬，他们由律师、牧师、银行家、家庭主妇、公务员、工人代表、外科医生组成。在有陪审团制度的美国，想出这种方式倒是不难理解。

委员会的讨论细节并不会对外公布，但亚历山大通过对委员的个别采访，弄清楚了委员会的评估标准以及委员们各自的想法。

人工肾脏中心设在州立大学附属医院，其经费依赖本州的税收，因此优先接收本州的居民。有一位来自其他州的医生的妻子没有通过初筛，后来不幸死亡了。接受采访的一位委员表示，虽然筛选标准几乎没有什么依据，但他们不得不做出自己的选择。

委员会还讨论了其他一些入选条件，比如患者是否具备足够的治疗所需的费用，治疗后能否回到工作岗位、对社会做出贡献的可能性有多高，是否积极参加教会活动(一位委员认为这能反映出患者的人品和道德水准)。还会考虑到诸如如果患者资产丰厚，其去世后家人也不至于生活无着；如果患者的妻子还年轻，在患者死亡后可以改嫁；等等。

以上文提到的迈尔斯为例，鉴于他所患肾病种类以及具备接受透析治疗的意志力，通过了初步的医学评估，而让他能通过最终评估的关键是：他是全家的经济支柱，且家中并无丰厚的资产，一旦他死亡，家中其他四人将再无依靠。让他接受治疗就能避免这种情况，也可以减少社会的负担。

《生活》杂志的报道对这种标准嘲讽道，一个有许多孩子的父亲，最好在失去了自己的财产，同时其他候选人中男性最少的时候得病才最有利。

“上帝委员会”

《生活》杂志的报道以约翰·迈尔斯的话结束：

除非透析机能满足所有患者的需要，否则就必须有人做出选择。这些人做完选择后就各回各家，该干什么干什么去了。但这是多么可怕的决定啊。他们其实在扮演上帝的角色。更让我吃惊的是，医生们竟然能找出愿意接受这项工作的七个人。

莎娜·亚历山大的文章一发表，人们便开始嘲讽地称呼市民委员会为“上帝委员会”。

本来人的生死是自然现象，或者说是“上帝的意志”，除去某些特殊情况，人不能决定他人的生死。但随着透析机这种划时代治疗方式的出现，情况完全变了。获救的可能性越大，就越逼迫着人们去决定他人的生死。

技术进步带来巨大光明的同时，我们不能忘记光明背后的阴影。这正是生命伦理中的典型问题。

选择谁不再仅仅是医生的问题

通过《生活》杂志的文章，在西雅图人工肾脏中心发生的事情为人们所熟知。

其实在此之前，就曾有过从医学角度评估病人的先例。随着医疗技术的发展，今后也会经常发生西雅图人工肾脏中心这样的事情。一旦出现新的治疗方法或设备，在一开始必定无法保证充足的供给。比如本章开头的那个虚构情景，在青霉素这类抗生素刚刚出现的时候就在现实中真实地发生过。那些幸运地得到特效药的患者也是被某些人挑选出来的。

通常来说，医疗资源是典型的稀缺资源，不仅是医疗设备，药品、医务人员等也不可能充足到应有尽有的地步。医疗资源不足是一种常态，患者必定会以某种形式、在某个时间点被选择。

尽管如此，在“上帝委员会”被报道之前，人们几乎没有关注过这个问题，原因很简单——没有人曾扮演过上帝。

以幽默而讽刺的语言知名的爱尔兰剧作家萧伯纳，有一部名为《医生的两难选择》(*The Doctors Dilemma*)的剧作。剧中的主人公是位善良的年轻医生，他面临的困境是：根据实际情况，选择继续治疗患者，还是为了自己能够获得资助而让患者放弃治疗，改做手术。

这部剧的主题并非医疗资源问题，但还是清楚地呈现了最先进的医疗技术带来的两难选择。萧伯纳对这种新兴医疗技术是持批判态度的。

但正如剧名所说，面对医疗技术进步带来的难题，必须做出选择的是医生。面对两难的困境，独自烦恼、独自做出决定的也是医生。医疗选择的问题是医学专家的问题，这一点在萧伯纳剧作的名称中显示得十分清楚。也就是说剧中的上帝是医生。

不同的是，在西雅图，斯克里布纳将第二阶段的选择权交给了普通市民。从医学传统来说这无疑是不符合常规的。事实上《生活》杂志的文章一经发表，就有许多医生同行批评斯克里布纳，说他将做出选择的重任转嫁给普通市民，放弃了作为医学专家的责任。斯克里布纳接受了这些意见，取消了市民委员会，再次将对患者的评估权交给了专家们。

虽然取消了市民委员会，但问题并没有随之消失。如果考虑到这一问题所涉及的范围和对象越来越广泛，那么斯克里布纳认为评估挑选患者已经超出了医生的能力范围这一判断其实是正确的。不能再让医生来扮演上帝的角色了。划时代的医疗技术的出现，让这个问题已经脱离了医学专家的专业领域，医生的两难境地变成了全社会需要面对的两难境地。

既然医疗资源是稀缺资源，那患者就不得不被选择。这已然成为我们面临的社会问题。西雅图发生的一切就明确地告诉了我们这一点。这也是我们将西雅图的案例作为生命伦理问题的开端的原因。

那么，在面对人命的生死抉择之时，社会应如何扮演上帝这一角色？

有两个孩子的杀手 vs 单身小提琴家，让谁活下来？

在生命伦理学中，后来形成了一个“资源分配论”的观点。该观点参考医疗经济学，涉及范围广泛，既包括国家预算中医疗费的分配等宏观层面的问题，也包括如西雅图案例那样决定谁能接受治疗这种具体问题。但不论哪种问题，都不是那么容易给出答案的。

有一种观点认为，在西雅图案例那种医疗资源有限的情况下，应该等到医疗资源与病患数量能够匹配时再进行治疗。也就是说，要么全部得救，要么全部死亡。

现实中持这种鲁莽观点的，无非只有美国的一些伦理学家。即使资源有限，但只要有救治的可能性，哪怕自己承受选择的痛苦也要尽可能救治，这才是人之常情。那么这种情况下，又该如何设定标准呢？

首先，请各位考虑下面这种情况。

情况一：目前这家医院只有两台透析机，只能治疗两名患者。但有五人都因肾功能不全濒临死亡。你是“上帝委员会”唯一一名出席会议的委员，必须由你来决定谁能接受治疗。患者信息如下表，你会如何选择？

患者	性别	婚姻状况	年龄	孩子(有无/人数)	职业
A	男	已婚	35	2	?
B	女	未婚	28	0	?
C	男	已婚	38	3	?
D	女	已婚	32	1	?
E	男	已婚	30	0	?

然后，情况继续发展。

情况二：下一次会议仍然只有你一人参加，仍然必须从五名患者中选择两名。但这次患者的相关信息有所增加，你又会如何选择？情况一与情况二的结论相同吗？

患者	性别	婚姻状况	年龄	孩子(有无/人数)	职业
A	男	已婚	35	2	黑手党的杀手
B	女	未婚	28	0	小提琴家
C	男	已婚	38	3	会计师(因贪污正在受审，失业)
D	女	已婚	32	1	卖淫嫖娼组织者
E	男	已婚	30	0	为人工肾脏开发做出贡献的肾脏生理学研究人员

这是美国伦理学家霍华德·布罗德(Howard Brody)在其著作

《医学中的伦理决策》一书中提出的著名案例。

在给美国医学院的学生抛出上述案例时，由于情况一缺少更多的信息，因此大部分学生回答通过抽签等随机方式选择。可一旦信息增多，比如情况二中增加了一项职业信息后，大多数学生都会根据职业信息做出选择。当然在这个案例中，患者的职业差异巨大，做决定时考虑职业的因素也是人之常情。

生命伦理，一趟没有目的地的旅行

布罗德的案例虽然只是一个假设，但毫无疑问的是，给出怎样的信息将极大地影响最终的选择。不只是没有所谓的正确答案，甚至该搜集有关患者的哪些信息，以及如何给出这些信息都有待明确。

美国生命伦理学的先驱保罗·雷·拉姆齐(Paul Ray Ramsey)认为，一旦由人来承担上帝的职责，那么唯一的办法只有随机选择。上帝会给所有人施以雨露，不论好人坏人。从人的角度看，上帝的选择已经超出了人类的善恶标准，只有随机这一种解释。既然要扮演上帝，那就应该效仿这种方式。

无论是谁，恐怕都想尽量避免看到人的生死由某一部分人来决定。因此在器官移植时，人们愿意采取排队等候的方式来决定谁能获得移植。因为带有偶然性，人为选择的印象就不那么强烈了。

但如果人类社会的一切都像拉姆齐所说的那样由随机选择决定，恐怕也不可能。在布罗德的案例二中，大多数人认为应该考虑患者的社会地位，这也是现实。而社会地位有些是出生时就决定的，也有些是通过后天努力获得的。总之，不会有人选择一个杀人犯而放弃一位对国家有重要贡献的人。

在现实中也不可能真的完全随机选择。反对拉姆齐的人提出，现实中的确是存在某种选择标准的，只有将标准明确化，才能有效地防止不公正的选择。于是人们提出了各种评估方案，但没有一种能够得到公认。

讨论一旦开始，想获得最终的结论并不容易。但我们也不能因此就停止讨论。即使停止了讨论，我们这个社会面临的两难局面也不会消失。

随着医疗技术的进步而出现的对生命伦理的拷问，是与我们的生命紧密相关的拷问，是现代社会无法回避的拷问。

但何为正确，应该如何思考，却没有定论。愿意思考这个问题的人必然要在困惑与犹疑中不断思索、前进。这就好像一趟没有目的地的旅行，我们需要的是坚忍不拔地继续行进，探索生命问题的真相。

| 第二章 |

可以给患者排治疗优先级吗？

——COVID-19 的治疗类选法

传染病的突袭

2020年新年伊始，新冠疫情肆虐全球。2月11日，世界卫生组织将这种新型急性呼吸系统疾病命名为COVID-19，意为2019年出现的冠状病毒感染症。3月11日，世卫组织又宣布“新冠肺炎疫情从特征上可称为大流行(pandemic)”。而疫情不仅没有止步于2020年，甚至到了开始广泛接种疫苗的2021年，也毫无结束的迹象。

2021年1月7日，日本第二次发布紧急状态宣言。当天日本网络上实时更新的新冠疫情数据显示，全球220个国家和地区(当时钻石公主号上有确诊患者712人，死亡13人，也作为一个地区统计在内)共有确诊患者8767.2854万人，死亡人数189.2074万人。虽然相比前一天治愈的人数增加了162万人，但确诊患者和死亡人数分别增加了84万人和1.6万人。

日本当时的确诊患者为25.2317万人，排在全球第42位；而死亡人数为3719人。虽然2020年辞职的安倍首相曾表示这是日本式抗疫模式的胜利，但在公布疫情数据的东亚地区(包括港澳台地区在内的中国、韩国、蒙古)，日本的确诊患者人数却足足高出一个数量级。在那之后死亡人数也在不断增加，截至发布第二次紧急状态宣言后的 2021 年 2 月，死亡人数超过 6000 人，已高于 1995 年日本阪神大地震的遇难人数。

没有人能说清这次疫情何时能够结束，会带给世界怎样的后果，但其影响力之巨大，已经给世界带来了各种各样的问题，很多问题是以前人们从未意识到的，我们在第一章中讨论过的医疗资源分配问题就是其中之一。

意大利的“美谈”

疫情在全世界蔓延，尤其是欧洲的疫情形势严峻。其中最严重的是意大利，由于确诊患者太多，医疗系统几乎崩溃。

2020 年 1 月末意大利出现确诊病例，之后政府便宣布进入紧急状态。但到了 2 月，疫情还是在意大利北部地区暴发，政府不得不宣布封锁城市。但疫情并没有得到控制，4 月上旬确诊患者超过 12 万人，死亡人数激增。5 月，意大利仍处于疫情暴发的状态，无法恢复经济活动。

2 月时，意大利曾向欧盟各国请求医疗援助，但由于国境封闭，当时无法进行救援，而意大利国内的医疗系统始终处于无法为确诊患者提供足够医疗资源的状态。于是意大利国内怨声四起，纷纷指责欧盟见死不救，不能提供任何帮助。

新冠病毒感染是一种急性呼吸系统疾病，一旦转为重症就需要用人工呼吸机，需要在 ICU 治疗。在欧盟各国中，意大利别说是“人工肺”（ECMO）了，就连呼吸机、ICU 的数量也不多。例如，意大利每 10 万人拥有的 ICU 病床数为 12 张，仅是德国的三分之一。

ICU 需要配套大量的医疗设备和医务人员，维持这些设备和人员当然需要相当庞大的资金。进入 21 世纪以来，二战后意大利任职时间最长的总理贝卢斯科尼一直推行新自由主义的医疗“改革”，因此意大利的医疗体系不断缩减，包括医生在内的医务工作者人数也一减再减。

2020 年 3 月，媒体报道意大利北部伦巴第大区贝加莫市有一名神父死于新冠，并被称为“慈悲的殉教者”。据说这位感染了新冠的 72 岁神父朱利佩·贝拉鲁德利因将自己正在使用的呼吸机让给教区的年轻信徒而死亡。在日本，社交网络上立即就出现了对这种行为的大力颂扬。

但这个“美谈”被报道的第二天，神父的同事们就出来辟谣了。贝拉鲁德利神父是由于病情急剧恶化，还没来得及使用呼吸机就去世了。神父深受教区信众爱戴，但由于疫情原因，连葬礼都未能举行。这是一场新冠疫情下的典型死亡事件。

这虽然是个假新闻，但我们应该关注的是它的新闻背景——为何会出现所谓“美谈”？新冠疫情将一直影响着现代医疗的某种氛围凸显了出来，而体现在日本就是围绕着“治疗类选法”的各种讨论。

灾难发生时的治疗类选法

日本《医师法》第 19 条第 1 项规定，“从事临床诊断治疗的医师，如无正当理由，不得拒绝诊断治疗的要求”。这是医师的“应召义务”。

一般来说，我们要求医生平等地对待所有患者。这一点在任何国家都是一样的，也是传统医疗伦理的最基本观点之一。

但“应召义务”也有一个例外，即“治疗类选法”。

所谓“治疗类选法”是指在发生大地震或其他大规模灾害而出现大量伤病员时，根据伤患的伤势或疾病的轻重程度分类，并决定治疗及搬运伤患的先后顺序。在决定优先顺序时，起决定作用的不是伤势或疾病的程度，而是救治成功的可能性的高低。此时，一些在通常情况下会尽全力救治的病患，有可能被排除在治疗对象之外。

实施治疗类选法时，为了避免混乱、提高效率，现场会有一名指挥者(Triage Officer)，所有人都要听从其指令。指挥者会穿上用荧光涂料写着大大的“TO”字样的马甲，或者在手腕、头部等醒目的地方贴上标识，便于其他人识别。这个指挥者不一定是医生，也可能是急救队员或护士。

日本人开始认识治疗类选法的意义，始于1982年日航班机在羽田湾的坠机事故。当时奔赴事故现场的医生、护士人数充足，但由于没有统一的指挥系统，导致大量伤员没能及时得到急救，长时间滞留在现场。

日本从这次事故中得到了教训，之后逐渐重视并落实治疗类选法。在2005年造成107人死亡的福知山线脱轨事故中，治疗类选法就得到了执行。

目前在日本出现大型事故或灾害时，赶赴现场的通常不是急救队，而是被称为DMAT的"灾害派遣医疗队"。在实施治疗类选法时，现场指挥者会将伤患分为四类：第一类是优先救治患者，他们虽然有生命危险，但立即治疗的话可以获救。第二类是生命体征稳定，即使稍后治疗也不会危及生命的患者。第三类是除上述两类外的轻伤或轻症患者，他们几乎不需要专门的治疗。第四类是濒死或立即治疗也回天无力的患者。治疗和搬运的优先顺序就依据上述分类进行。

分类要在尽量短的时间内完成，之后要给患者右手腕上根据一至四类分别戴上红、黄、绿、黑四色标牌，并且分类要依据患者的伤情变化情况随时调整。

在特大型灾害发生时，还会应用一种名为简明检伤分类法（Simple triage and rapid treatment，START）的方法，更客观、简便、易识别。首先看患者是否还能行走。不能行走的依次根据是否能自主呼吸、呼吸的次数、血液循环情况、意识等级等分类。要实施这一方法，需要接受一定的培训。目前许多大型医院都会定期举行这类培训，以应对大型灾害时的医疗需求。

治疗类选法起源于战争时期。最初提出这一构想的是法国拿破仑时代的军医，也是功绩卓著的外科医生多米尼克·拉雷（Dominique Larrey）。在一战中，他的这一提议决定了对法军负伤士兵的救治方针，并被制度化。治疗类选法中“类选”之意就来源于法语。后来这一方法被美国等其他国家采用而广为人知。

战争时期，让负伤或生病的士兵尽快恢复以重返前线就是最高命令。治疗类选法就是为了达到这一目而出现的。此时，战争的高效推进需求凌驾于个人获得治疗的权利之上。

在发生大地震或大型灾害时，相对于大量的伤病员来说，医疗人员、物资等必定不足，如何在这种极端条件下挽救尽可能多的生命成为关键。此时要优先考虑的是能够挽救的生命的数量。因此，治疗类选法并非否定医生的“应召义务”，也不是任由病患死亡而不予救治。

新冠肺炎疫情下的治疗类选法

如前所述，治疗类选法主要应用于特殊的极端情况。因此在这次日本医疗资源面临严重不足的新冠疫情中，自然会涉及治疗类选法。但在某些具体情况下，“类选”的意义被扩大化了。

例如，此次疫情中许多医院在自己的网站上宣布对疑似感染了新冠病毒的患者实施治疗类选法。这类患者如果不是乘坐救护车，而是自行前往医院时，院方将通过内部治疗类选法在诊疗前进行病情紧急程度的判断。

此时的治疗类选法其实是指根据情况，对某些患者并不立即治疗，而是观察一段时间，再决定治疗方针。这种治疗类选法已经没有了前文所述的例外性和极端情况，与发生战争或灾害时使用的治疗类选法相比，很可能让人产生不适感。

但实际上，在日本却几乎没有人提出质疑。原因在于自 2012 年起，日本就批准了名为“院内治疗类选费”的医疗收费。当病人在夜间或节假日自行前往医院看急诊时，正式诊疗之前，院方要进行内部治疗类选，以判断病人是否需要立即治疗，所发生的相关费用即为“院内治疗类选费”。如果院方判断病人无需治疗，要求病人离开时，病人就需要支付这笔费用。因为这已经成为了惯例，因此疫情期间当许多医院告知病患要履行这一手续时，就不会有人感到奇怪了。

在日常的医疗中，有时也可以通过判断病情的紧急程度确定优先顺序，决定是立即开始治疗还是延后治疗。按照一定的优先顺序治疗病患无疑有利于医疗资源的高效利用。这一点和治疗类选法的初衷相似，但这并非出于可以凌驾于医生义务的极端情况下、迫不得已的选择，因此这里的治疗类选法的意义实际上被扩大化了。

正是由于这种扩大化，原本不太可能为普通民众所熟知的医疗用语，却在此次疫情期间因一种让人意外的原因频频出现。

新冠肺炎疫情下的人工呼吸机分配

2020 年 3 月末，日本一家名为“生命 · 医疗伦理研究会”的组织公开发布了题为《对于 COVID-19 疫情暴发期间人工呼吸机的分配建议》(以下简称《建议》) 的文章。第二天，日本政府的新冠疫情对策研究专家会议的新闻发布会上也介绍了这篇《建议》。生命 · 医疗伦理研究会发布这一《建议》的前提是，假定事态已经紧急到必须将“救助每一条生命”的医疗理念被迫改为“救助更多的生命”。而和其他国家相比，日本对这种情况的讨论不够充分，因此才提出了这一紧急状态下的《建议》。

根据《建议》，“对于新冠病毒引发肺炎的所有患者，如果有在病情恶化时使用人工呼吸机的可能性，则需要对患者进行说明。如果患者本人使用意愿不强烈，或患者有可能会因意识不清无法做出判断以至于需要对患者的意愿进行推测时，则应提前询问患者”。但“对于本人明确表示不愿意使用人工呼吸机的患者，不应强制使用”。这些内容都符合目前日本关于临终医疗的通常观念，所以没什么问题。

但引起争议的是：《建议》指出，当“新冠疫情暴发时”，应对患者提前说明“他的人工呼吸机有可能会被拿走用于救治更有可能获救的患者”。这是因为“在人工呼吸机不足的情况下可以允许进行重新分配”。《建议》认为即使是在这种情况下，也应坚持“需要本人同意(包括本人事前的同意或家属的同意)”的原则。

在前文的“治疗类选法”中，我们提到过将伤患分为四类。但“并非完全无法救治的患者”无法归入这四类中的任何一类。那么，从这些患者那里拿走人工呼吸机的依据何在？前文提到的意大利的“美谈”中的神职人员业已高龄，看来有可能以患者的年龄作为判断依据。

但“医疗资源的再分配”不应作为紧急状态、特殊情况来处理，而应作为通常情况下的临终医疗的延续。要实现这一点就需要依据“患者本人的意愿”。只要患者本人同意，即使有可能救治成功，也可以终止治疗。

如同第一章中提到的“上帝委员会”本来是要决定应该治疗谁，结果变成了决定让谁死去。《建议》与此有着微妙的差异。区别在于，《建议》是基于对生命质量的判断，来做出生或死的决定。

“太过残酷”与“本人意愿”

在生命·医疗伦理研究会发布《建议》后，雅虎日本网站的新闻版块上立即出现了一份提案。提案者是一般社团法人“日本原始力发电所协会”的代表——一位64岁的循环内科医生。

为了应对新冠暴发引起的人工肺(ECMO)短缺，这个协会向人们发放一种名为“出让集中治疗”的意愿卡。卡片正面印着：“由于感染新冠病毒接受人工呼吸机或人工肺治疗时，如果医疗设备短缺，我愿意将治疗的机会让给比我年轻的人。”下面还有署名处。

这位医生宣称这份提案是基于自己多年来的经验提出的。因为日本比意大利的ICU数量还少得多，人工肺的数量以及操作人工肺所必需的医疗人员的数量也十分有限。一旦疫情集中暴发，那么医疗人员将被迫做出要救治谁、不救治谁的痛苦选择。让本来已经很忙碌的医疗人员再去做出有关生命的选择实在“太过残酷”。

这位内科医生年轻时曾在日本国立循环器官疾病中心从事过心脏移植的相关工作，因此有过类似的痛苦经历。他强调说自己不希望年轻医生们也经历这种痛苦。他的建议是：“这就需要我们这些年纪大的人在必要时将医疗资源让给年轻人。”

这位内科医生似乎真的认为自己找到了解决问题的好办法。

但正如我们在本书第一章中提到的，医生面临的两难选择不是医生的问题，而是全社会应该面对的问题。那么，因为选择“太过残酷”，所以只要让医生依据医疗流程按部就班就万事大吉了吗？如果有人这样认为，那我只能说这并非医疗人员所希望看到的。

根据后来的新闻报道，“出让卡”引起了广泛关注，也出现了不少支持者。但我们应该将产生这种想法与发放“出让卡”或者为了推动这种行为而特意提出“提案”的行为区别开来。

2021 年 1 月，在日本 NHK 电视台的一档主张将人工呼吸机让给年轻人的节目中，也出现了家属不愿放弃、恳求使用呼吸机的场景。

以某种标准对生命做出选择，这已经不单是对生命的区别对待而是歧视了。因此，前文提到的《建议》立即受到许多保护残疾人团体的强烈批评。

关于传染病我们应该思考的问题

正如小松美彦在其《“自主决定权”的陷阱》一书中指出的那样，国家应该尽全力避免出现需要动用治疗类选法的极端情况。因此，首先应该考虑的恐怕不是所谓的治疗类选法的原则问题。

2021 年政府发布第二次紧急事态宣言后，日本医师会会长才第一次提到也许日本不得不考虑动用治疗类选法的问题。但就在前一年，中国的武汉仅用了不到一个月时间就建起了两座专门收治新冠患者的方舱医院。在除了中国以外的其他国家，这恐怕都是不可能实现的。

我们面临的真正问题是什么？关于这一点，在欧盟中最早面临医疗体系崩溃的意大利已经给出了答案。

医疗问题本来就不能仅从短期经济效率的角度考虑。前文提到的《建议》，其出发点很明显是经济效率，也就是将医疗看作是一种经济活动。当然这种观点也并非不重要。但如果首先考虑经济问题，那医疗就不再是医疗了。如果要从医疗行为中删除一切不经济的部分，那不仅不能建立起健全的医疗体系，甚至会导致医疗体系的崩溃。医疗首先要考虑的应该是救死扶伤，是从死神手中夺回生命。即使出现了传染病暴发，也不应该失去医疗的本心。那种轻言牺牲弱势群体利益的观点过于草率，对于普通人来说才"太过残酷"。

有人预测在全球化浪潮中，传染病的暴发周期将越来越短。在某个地区暴发的传染病会随着人群的流动很快传播到全世界。而且随着全球变暖，原本被封锁在冰层下的病原体也会释放出来。即使这次新冠疫情结束了，下一次疫情也不知何时就会到来，因此我们不能放松警惕。那么首先应该考虑的是什么问题难道还不够清楚吗？至少治疗类选法的原则问题并不是应该优先考虑的吧。

| 第三章 |

接受治疗还是放弃治疗？

——残疾新生儿面临的困境

约翰斯·霍普金斯案件

西雅图的"上帝委员会"见诸报道的第二年，即 1963 年，发生了有关放弃治疗残疾新生儿的约翰斯·霍普金斯案件。事情的经过是这样的：

1963 年秋，美国弗吉尼亚州的伊斯顿·肖恩医院里，一名男婴出生了。这是一名早产儿，被怀疑消化器官异常。医院确诊后，为了让这名男婴得到妥善治疗，决定将他转院到约翰斯·霍普金斯医院。该医院是著名的约翰斯·霍普金斯大学的附属医院，承担着该地区的主要医疗服务，完全具备治疗新生儿疑难病的能力。

在这里检查的结果是该男婴患有肠闭锁，需要手术治疗。如果不做手术，男婴会因为无法摄取营养而死亡。此外，同时发现该男婴还是唐氏综合征患者。

肠闭锁手术本身并不难，新生儿也完全能够承受。虽然手术并非十万火急，但时间拖得越久，婴儿就会越虚弱。为了救命，手术自然是越快进行越好。

可是婴儿的母亲拒绝了手术。尽管院方竭力劝说，也仍未能让父母改变心意，最终男婴在出生后 11 天饿死了。

何谓唐氏综合征?

要弄清楚这一悲剧为何发生，首先要了解何为唐氏综合征。

1866年，英国医生约翰·兰登·唐(Dr. John Langdon Down)发表论文，第一次对该病的典型体征进行了完整的描述，因此得名"唐氏综合征"。唐氏综合征的特征是精神迟滞和发育迟缓，另外，更广为人知的是外观上相似的身体特征。1959年，医学界发现唐氏综合征的病因是染色体异常。

染色体是遗传基因的载体，成对存在。人类一共有23对染色体，包括22对常染色体和1对性染色体，男性性染色体为XY，女性性染色体为XX。染色体存在于细胞中，导致了遗传现象。

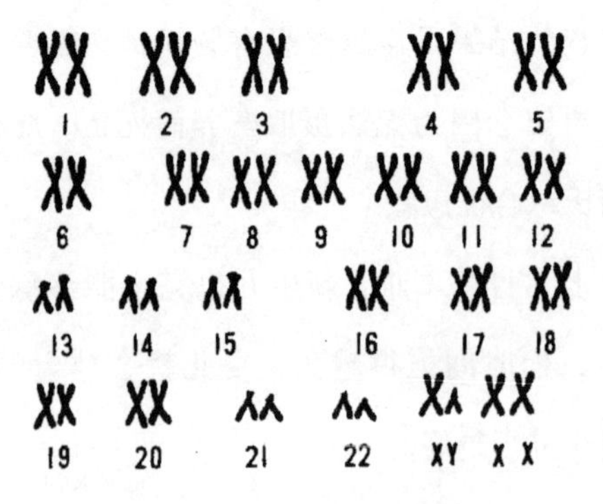

图3-1 人类的染色体

而唐氏综合征患者的 21 号常染色体不是一对，而是三个，因此也称为 21-三体综合征。

唐氏综合征是一种染色体异常疾病，是由基因突变所导致的先天性疾病，任何一对夫妻都有可能生出唐氏综合征患儿。

唐氏综合征最麻烦的就是大多伴随严重的并发症，先天性心脏畸形、消化道发育异常、眼部异常等十分常见，白血病的发病率也很高。约翰斯·霍普金斯案件中的男婴所患的肠闭锁也是典型并发症之一。

不过唐氏综合征导致的身体异常程度，个体差异很大，有些患者的精神迟滞和发育迟缓并不明显，有些甚至没有并发症。以前认为唐氏综合征患儿都活不长，但现在由于先天性心脏病的正畸手术已相当普及，一些唐氏综合征患儿的寿命得以延长。

三体综合征也会发生在 13 号和 18 号等其他染色体上，不过唐氏综合征是出现频率最高的。据统计，每千名新生儿中就会有一名，而且这一比例并不因时代和地区而发生变化。

谁应该活下来？

约翰斯·霍普金斯案件广为人知是在 1971 年。那一年，在美国召开了一场名为“质问我们良心的选择”的学术会议。

这场国际学术会议是由肯尼迪家族的三女儿尤尼斯策划的，而肯尼迪家族也深受病痛所扰。

被暗杀的肯尼迪总统有一个比他小一岁，有智力缺陷的妹妹罗斯玛丽。23岁的时候，她的父亲决定让她接受前额叶脑白质切除术。

这种手术发明于20世纪30年代，通过切除患者脑前额叶外皮的连接组织来治疗精神病。20世纪70年代日本也曾广泛进行过此项手术，但因为副作用太严重，其有效性被否定后就不再进行了。

罗斯玛丽的脑白质切除术也失败了。手术后的罗斯玛丽与废人无异，被家人送入了疗养院。这件事给肯尼迪家族带来了很大的打击，特别是对三女儿尤尼斯。直到2009年去世前，她一直致力于推动为智力残障人士谋求公民权的公益事业。在她的努力下，2005年在日本长野举行了专为智力残障人士举办的运动会。提出特殊奥林匹克运动会概念并付诸实施的也是这位尤尼斯。

一个偶然的机会，尤尼斯听说了约翰斯·霍普金斯案件。当时，为了提高全社会对智力残障者的关注，由她和丈夫共同经营的肯尼迪财团策划了一场国际学术会议。为了筹办会议，她找到了当时约翰斯·霍普金斯医院的儿科主任罗伯特·库克。库克也有两个残疾孩子，他将约翰斯·霍普金斯案件的经过告诉了尤尼斯。尤尼斯听完后非常吃惊，于是她将国际学术会议的主题定为智力残障者的权利问题，并冠以“质问我们良心的选择”之名。

除了医学专家，不少法学专家、宗教学者、心理学家和政治学家都参加了这次学术会议。从参会名单中就可以清楚地看到，尤尼斯想要将约翰斯·霍普金斯案件作为一个社会问题认真探讨。

学术会议一开始，先放映了一部名为《谁该活下来？》的短片。30 分钟的短片中，医务工作者们都是本色出演，这一切给观看者带来了极大的震撼。

短片中介绍了三个案例，都是医生们在约翰斯·霍普金斯医院的亲身经历。第一个事例就是约翰斯·霍普金斯案件；第二个案例中的患儿也一样因为不能得到治疗而死亡；第三个案例中的患儿接受了手术，并活了下来。

国际学术会议对短片中的案例进行了探讨，其中讨论最详尽的就是约翰斯·霍普金斯案件。虽然学术会议并未大肆宣传，但媒体还是对其进行了报道，使该案件为广大民众所了解。

放弃治疗引发的争议

在这次学术会议上，患有唐氏综合征是否能够成为放弃新生儿治疗的理由成为讨论的焦点。如果是没有唐氏综合征的新生儿患了肠闭锁，父母一定会让孩子接受手术的。那么反之就要放弃治疗吗？

与会的专家学者对患儿父母拒绝手术这件事大多持批评态度。

比如宗教学者詹姆斯·古斯塔夫森就是其中之一。他在采访当事人的基础上，对约翰斯·霍普金斯案件的背景做了详细的报告。他提到，那名最终被饿死的患儿是家中的第三个儿子，母亲是一名 34 岁的护士，父亲是 35 岁的律师。在转院前，男婴就被怀疑患有唐氏综合征，那时他的母亲就决定不论是哪种肠道疾病都不做手术。母亲给出的理由是，养育一个唐氏综合征患儿需要花费更多的精力，对其他两个健康的孩子不公平。

在这个事件中，那位律师父亲的存在感很低。他认为作为护士的妻子对疾病和残疾带来的影响更了解，因此都交由妻子决定。

在患儿父母拒绝治疗后，医院并未立即放弃。从医疗条件和水平来看，患儿通过手术能够得到救治。医生也向父母详细说明了唐氏综合征患儿也存在个体差异，他们的孩子也有可能是个性格开朗、容易照顾的轻度唐氏综合征患儿，希望能够说服他们接受手术。

在美国，如果新生儿的父母拒绝接受对患儿必要的手术，医院方面可以请求法院做出裁决。医院可以联系二十四小时法院的法官，要求法官终止其父母的监护人资格，然后进行手术。比如，父母因虐待患儿而拒绝治疗的情况下，医院就可以要求法院介入。

在约翰斯·霍普金斯案件中，也有医生认为应该向法院提出请求，但最终院方做出了不与法院联系的决定。

一位医生在接受采访时说：“美国人的伦理观认为，对生命的价值判断应该基于理性的基础。”包括医院负责人在内，大部分人基于这种价值观都认为不给这个可怜的唐氏综合征患儿做手术并不合适，但在是否要强制进行手术这一点上，院方做出了否定的判断。

医院可以通过手术挽救患儿的生命，但救治之后的养育则只能由父母承担。医院不可能对患儿的今后负责。这就是为什么医院虽然尽力说服父母，但最终没有强制手术的原因。

但出现在这部短片中的一位年轻医生却无法认同医院的决定。他认为因为是唐氏综合征患儿就放弃治疗，这和虐待儿童无异。应该请法院判决让医院进行手术。当时看护患儿的护士也持相同观点。大部分护士都认为，不应该让那么可爱的孩子就那样死去。

“精神迟滞无损于生命价值”

古斯塔夫森通过对当事人的采访，展示了该案件的细节。当然，其中有各种不同的观点和立场，并非单纯地认为应该或不应该做手术。当事人各有各的困惑，虽然犹疑不定但还是做出了选择，并最终导致了这名患儿的死亡。

这些选择是否合理，从非当事者的角度很难下定论。但古斯塔夫森认为不能因为事不关己就无视这一案件。他的结论也十分明确。

他认为，正如那名医生所说的，当事人基于理性的价值观，将事情简单化了。

生命的价值是多样的，理性不过是其中之一。唐氏综合征患儿也是人，也有作为人的价值和权利。精神迟滞无损于他的生命价值。认为理智是生存必要条件的想法并不合理。

于是他得出了“在该案例中，应该像对待其他患儿一样进行外科手术，唐氏综合征患儿的生命也应该被挽救”的结论。这一结论也能代表参加此次学术会议的大多数人的意见。

但事实上，此次学术会议本身并没有给出明确的结论，只是向全社会提出这一问题，并呼吁大家从各种不同的角度来探讨。

人们不得不做出的选择

有人指出，与西雅图案例相同，约翰斯·霍普金斯案件的背景之一是医疗水平的进步。正因为新生儿医疗技术的提高，才使治疗有了可能。

比如，19 世纪末保育箱就已经出现，但新生儿医学真正出现还是二战之后的事。直到 20 世纪 50 年代，才开始对有缺陷的未成熟儿①展开治疗。在此之前对有重大残疾的新生儿并没有手术治疗的可能。

20 世纪 60 年代，英国开始在新生儿医学方面采用外科治疗手段，使得这一领域获得了极大的发展，成为一个专门的医学领域。当时英国医生们的注意力主要集中在该国高发的先天性脊柱裂上。

先天性脊柱裂是一种神经管畸形，是胎儿时期椎管闭合不全引起的，严重时会引发各种新生儿疾病，还会并发下肢麻痹或变形、脑积水、脑神经重度残疾等并发症。

20 世纪 60 年代初，开始对这类患儿在出生后立即实施手术治疗。但积极的治疗未必就意味着能获得令人满意的结果。虽然有时会有手术成功、患儿彻底获得新生的情况，但总体成功率其实并不高，有时甚至会造成重度残疾，给患儿和家属带来巨大的痛苦。因此 60 年代后期开始，有些儿科医生开始怀疑这种积极的治疗是否妥当。

的确，不能因为医学上有手术治疗的可能性，就认为采取手术治疗一定是最好的选择。儿科专家们认为在采取治疗措施之前需要考虑预后。

不过，考虑预后意味着什么呢？就像约翰斯·霍普金斯案件中，问题的核心不是肠闭锁手术的可行性，而是患有唐氏综合征

① 世界卫生组织规定，新生儿体重不足 2500 克，或胎龄不到 37 周娩出者，均称未成熟儿。（本书脚注均为译者注）

是否足以成为放弃治疗的理由。

这是一个沉重而令人难以抉择的问题，其核心并不是对医疗技术的评价，而是残疾对人们意味着什么。

《为了生命闪耀之日》

日本也发生过与约翰斯·霍普金斯案件类似的事情。新闻记者斋藤茂男在 1985 年出版的《为了生命闪耀之日》一书中，对此进行过详细描述。

事情是由一名护士写给报社的匿名信件引出的。信中写道，她所在医院的新生儿科有一名刚出生的婴儿，其父母拒绝让孩子接受手术，每日只靠打点滴维持生命。这名早产儿患有唐氏综合征及并发症肠闭锁。写信人询问是否有办法让这名患儿能够接受手术，挽救他的生命。

斋藤和同事们找到了这位写信人，并采访了她。书中详细描述了患儿家属拒绝手术的背景，一直在旁边看着患儿日渐衰弱的医生的心理波动，以及有唐氏综合征患儿的家庭在日本社会中面临的处境等，书中对这一问题的探讨有历史的广度和深度。

患儿父母最终同意接受手术，但在这之后患儿的病情急转直下，虽也有过暂时的好转，最终还是未能恢复到能接受手术的程度就死亡了。

引发整件事的那封信后来被发到了全国的报社。报社的报道引起了巨大反响，这些反响又引发了报社的后续报道。斋藤在书中描述的整个过程十分令人惊异。

读者最初的反应是要求挽救患儿的生命。有些家有唐氏综合征患儿的父母给报社写信，他们真诚地描述了养育家中的唐氏综合征患儿，并让他们像其他孩子一样正常生活给身为父母的自己带来的欣喜。每一封来信都在祈求患儿能够早日获救。有些来信甚至附有请求手术的联名请愿。

不过报社也收到了一些反对的来信。信中说对别人的事不应该插嘴，不是当事人就不会明白家有唐氏综合征患儿是多么痛苦的一件事。

起决定性作用的一封信，来自一名自称"因病有智力障碍"的人，他明确地提出应该放弃治疗。于是后续读者来信的内容为之一变。与最开始的舆论方向相反，读者开始了解残疾人和他们家属的处境有多么艰难，也有越来越多的人支持患儿父母拒绝手术的选择。

如此一来，不论是前文提到的古斯塔夫森的观点还是最初的那些读者来信，都毫无疑问地成了"漂亮话"——既然不是当事人，就没有资格说三道四。

因放弃治疗而被起诉的父母

在美国，继约翰斯・霍普金斯案件之后，人们并没有停止讨论新生儿放弃治疗的问题。

此时出现了一种观点，认为在现实中，医疗行为本身就在不断地做出选择，我们不得不接受这一现实。这一观点的具体体现是尝试由医院的伦理委员会制定指南来判断是否应该放弃治疗。这一做法体现了社会对这一问题的明确认知——放弃对残疾新生儿，尤其是重度残疾新生儿的治疗是一种不得已而为之的情况。

要解决对重度残疾新生儿放弃治疗的问题并不能靠空话大话，但也绝不是单靠一个指南就能解决的。指南并非人们放弃对疑难问题思考的借口。美国并没有明确可以放弃治疗的重度残疾清单，尤其是对约翰斯・霍普金斯案件中的唐氏综合征，更没有形成一致的意见。

通常来说，人们对因新生儿患有唐氏综合征就放弃对其并发症的治疗大多持否定态度，但说到是否应强制进行手术，则又会像约翰斯・霍普金斯案件中的院方那样，认为这是另一个问题。多数情况下，都是由父母做出决定。这也许是最合理的。

但将所有的决定交给父母并不能解决这个问题，至少人们还是对放弃治疗存有反感。从 1982 年发生的无名婴儿(Baby Doe)案件的经过可以清楚地看到这一点。

无名婴儿案件与约翰斯·霍普金斯案件十分相似。患儿因唐氏综合征合并气管和食道的并发症，父母拒绝手术，而医院要求手术并向法院提起诉讼。但因审理过程中患儿死亡，因此法院并未做出裁决。

这一事件引起了当时的里根政府的注意。里根政府是保守主义的生命拥护派曾发布通告称以残疾为由放弃对新生儿的治疗等同于虐待儿童，将停止对放弃治疗的机构提供联邦资金援助，并要求将这一通告公布在医院内部。

政府通告上还印有举报电话，一旦医院出现相关情况可以向当局举报。一旦接到举报，政府特搜队就会前往医院，命令医院继续治疗并开始调查。如此一来，政府就介入了原本由父母做的决定。

无名婴儿案件余波未平，美国又出现了另一起婴儿简案件。生命拥护派的律师起诉了婴儿的父母，理由是父母拒绝给先天性脊柱裂并伴有脑水肿的婴儿做手术。

患儿的主治医生告诉她的父母，如果不做手术，简最多活到 2 岁，不过就算做了手术，也最多活到 12 岁，还会伴随重度精神迟滞、半身不遂、癫痫，且膀胱和肾脏极易发生感染。

简的父母一开始还是打算做手术的，但和家人以及他们信奉的天主教的神父商量之后，担心手术后只会留下病痛，因此最终决定放弃手术。有人将这件事告诉了生命拥护派的一位知名律师。

法院经过审理，下达了判决：承认父母的决定权。但此时里根政府又一次试图介入。

在此次事件引起的风波中，包括美国儿科医学学会在内，人们对联邦政府的批评声高涨。最终联邦最高法院判决政府的《无名婴儿修正案》[①]规则违反宪法，才结束了这一事件。

以上诸多事件明确表明，即使在号称认可多元选择的美国，对于放弃新生儿治疗也是相当抵触的。

意料之外的结束

在婴儿简案件中，无论是对于表示支持的一方，还是对于激烈指责拒绝手术的父母的一方来说，案件的结果都有些出乎意料。

后来简的父母同意做分流手术以降低脑压。和案件审理时的预期不同的是，婴儿开放的脊椎竟然开始自然闭合。手术后到简出院回家为止，她恢复得很不错。

四年后去采访的记者说，那个名叫简的女孩已经完全不同了。她的部分身体功能恢复正常，虽然无法行走、必须坐轮椅，但她

---

①1984年，美国总统里根签署了《无名婴儿修正案》。根据这项修正案，忽视或者拒绝残疾婴儿的治疗等同于虐待儿童。在此之前，只要父母与医生同意，完全可以放任婴儿自生自灭。

能说话、能上学，也能和其他孩子交往。

对于这一事件的看法虽然会因人而异，然而有一点恐怕我们不得不承认，那就是人的生命常会有无法预料的结果。

在生命的问题上没有什么放之四海而皆准的答案。人类的智慧永远赶不上冥冥中的天意。

| 第四章 |

生与不生的两难

“不让不幸的孩子出生”运动和“不当生命”诉讼

产前诊断的出现

虽然人类的智慧永远赶不上冥冥中的天意，但技术的进步却也永无止境。在新生儿诊断方面，技术进步的代表性事件就是产前诊断的出现。

产前诊断就是在胎儿还处于子宫中时进行的检查诊断。具体的检查方式正不断被开发出来并加以完善。

大家比较熟悉的是超声波检查。将探头贴在孕妇的肚皮上，就可以通过屏幕看到胎儿的情况。只要从屏幕中看到胎儿在健康地活动，大部分产妇都会感到安心。这一检查在妊娠的任何阶段都可以进行，可以对胎儿的外观进行检查诊断。

还有一些能够直接对胎儿进行检查的技术，比如羊水穿刺和绒毛膜穿刺。

羊水穿刺的检查通常在妊娠 15 周左右进行，是抽取子宫中包围着胎儿的羊水进行检查。通过这一检查，可以对染色体异常、遗传代谢性疾病、神经管闭锁等先天性缺陷做出诊断。

后来发明了绒毛膜穿刺技术，这一技术可以在孕早期对绒毛进行检查。由于绒毛是胎盘的一部分，是胎儿细胞的来源，从中可以获取胎儿的 DNA。这一检查通常在妊娠 8 — 9 周进行。

如今还可以使用体外受精技术，在受精卵阶段就可以进行诊断。方法是当受精卵从 4 个分裂成 8 个时，取出一个细胞采集 DNA。此时尚处于受精卵分裂初期，因此取出一个细胞对胚胎并无影响。检查后将受精卵放回子宫，如果成功着床就能正常怀孕、生产。

产前诊断技术属于尖端医学技术中较早投入应用的技术，例如羊水穿刺技术在 20 世纪 50 年代即进入临床应用。这些技术的出现，使得过去只有在出生后才发现的生理缺陷能够在胎儿时期就得到诊断。

正如上一章我们提到约翰斯 · 霍普金斯案件背景时说到的那样，新生儿医疗技术的进步，导致了是否放弃缺陷新生儿治疗这一问题的出现。如今，产前诊断技术的发展，使得这一问题以更加明确的形式出现在人们面前。

通过产前诊断技术获知自己腹中的胎儿健康正常的产妇自然能够放心待产，但如果得知自己腹中的胎儿有缺陷时又该如何呢?

选择性终止妊娠能够得到认可吗?

通常来说，通过检查得知患有疾病时，首先想到的是治疗，但产前诊断却有所不同。虽然目前的医疗技术能够对子宫中胎儿的某些缺陷进行治疗，但毕竟不是全部，能够诊断出的大部分胎儿缺陷目前还无法治疗。因此要消除胎儿的缺陷，大部分情况下只能选择终止妊娠。因胎儿缺陷而选择终止妊娠被称为“选择性终止妊娠”。在羊水穿刺技术刚出现时，也曾被称为“治疗性终止妊娠”。

随着羊水穿刺技术的临床应用，选择性终止妊娠成为一个现实问题。为此 1967 年英国出台了《人工流产法》。这是欧美各国中第一次以法律的形式承认堕胎。当时英国舆论对选择性终止妊娠的态度一分为二，反对者认为这是在“挑选生命”，涉及对残疾人的歧视，因而大加指责。

选择性终止妊娠明确体现了依据生命的质量进行选择的理念。比如产前检查发现双胞胎中的一个有残疾，就可能会选择对其进行终止妊娠。20 世纪 80 年代初，在美国出现了第一例这种手术，当时日本也做了报道。

这一例手术中的产妇是一名 40 岁的初产妇，在接受羊水检查时发现胎儿是双胞胎，其中一个确诊为唐氏综合征患儿。由于产妇当时年纪已经不小，担心自己无力抚养残疾儿，因此提出如果不能仅让正常的那个胎儿出生，就选择对两个胎儿都终止妊娠。于是医疗团队提出了只对缺陷胎儿终止妊娠的手术方案。

手术难度颇高，不过还是获得了成功，产妇生下了那个健康的婴儿，而另一个被终止妊娠的胎儿在生产时则被排出体外。在那之后，类似的针对双胞胎的手术越来越多。

无论人们是否愿意，产前诊断技术的出现带来的生命伦理问题直接摆在了人们面前。对双胞胎中的一个进行终止妊娠，就是一个再清楚不过的例子。我们能简单地将其作为医疗技术的进步加以褒扬吗？至少从残疾人以及他们家属的角度来看，这就是一种歧视。因此也不难理解为什么有那么多的批评意见了。

不过在英国，对此问题探讨的最终结果是，赞成选择性终止妊娠的占大多数，并且将胎儿有缺陷作为终止妊娠的条件写入了法律。以此为开端，众多西方国家开始以法律的形式承认人们终止妊娠的自由。尤其是在英国，产前检查普及，几乎所有的产妇都会接受产前检查，因此以前发生率较高的先天性脊柱裂现在在英国几乎看不到了。

不过也有一些国家，比如德国，反而将以前法律中的类似条文进行了删除。他们认为不能因为现实中在进行此类手术，就将之合法化。这不是那么简单的一个问题。这一点从日本对此的议论中也可见一斑。

日本“不让不幸的孩子出生”运动

20 世纪 60 年代中期到 70 年代中期，在日本曾开展过一项名为“不让不幸的孩子出生”的运动。运动首先出现在兵库县。1966年，兵库县卫生部门成立了一个“‘不让不幸的孩子出生’对策室”，并以此为中心开展活动。这里所说的“不幸的孩子”包括有遗传性精神病的孩子、因脑部麻痹或苯丙酮尿症导致精神迟滞的孩子，以及其他胎儿期即带有缺陷的孩子。

苯丙酮尿症是遗传代谢性疾病之一，是由于苯丙氨酸代谢中的酶缺陷，导致无法分解苯丙氨酸这种蛋白质中所含的氨基酸。苯丙胺氨异常积累会导致大脑细胞发育迟缓，从而引起精神迟滞。先天性氨基酸代谢异常发病率较高，每两万人中就有一例，没有根治法，但在婴儿时期通过饮食疗法可以得到控制，让孩子正常发育。

当时已经可以对新生儿进行苯丙酮尿症的检查。通过检查血液中苯丙胺氨的含量，可以确诊苯丙酮尿症。使用这种方法确诊后患儿就可以得到有效治疗。

20世纪70年代后期开始，所有新生儿几乎都接受过这种检查和诊断。

在日本，目前会在新生儿出生一周后从脚后跟用滤纸采血，可以诊断出各种先天性代谢异常、甲状腺或肾上腺的内分泌异常等。这种新生儿筛查需要监护人的同意，并非强制性要求。筛查费用由地方政府负担，因此几乎所有新生儿都会接受筛查。

苯丙酮尿症就是检查项目之一。早期发现早期治疗可以获得很好的疗效，患儿可以像健康孩子一样成长。可以说这是一项造福于民的行政措施。

通过集体筛查，帮助患儿家属减少出生缺陷的影响，这是地方政府的职责所在。因此兵库县政府率先开展的这项活动在很短的时间内就推广到了其他的地方。

但“不让不幸的孩子出生”运动的主旨却逐渐发生了偏移，集中在有缺陷的孩子出生后也是不幸的，因此尽量不要让这样的孩子出生。

“不让不幸的孩子出生”运动从兵库县开始，在短时间内席卷日本。但 20 世纪 70 年代初开始，以残疾人团体为首的社会舆论对此持激烈的批评态度。从新生儿筛查一直到运用羊水穿刺技术的产前检查都成了批评的对象。批评者认为这些技术意味着某些情况下会选择终止妊娠，从而否定了那些患有可能导致终止妊娠疾病的婴儿的生存机会。

在批评质疑声中，1974 年兵库县宣布停止羊水穿刺检查。70 年代后期开始，许多地方政府都不再提倡羊水穿刺检查，“不让不幸的孩子出生”运动也宣告结束。

《国家遗传病法》与产前检查

与日本形成鲜明对比的是美国。当日本各地方政府不再提倡羊水穿刺检查的70年代后期，美国反而开始推广普及产前检查。

其背景是美国在法律上承认堕胎合法，一度导致堕胎人数激增。标志性事件是1973年美国联邦最高法院审理的“罗诉韦德案”①。法院裁决，妇女的隐私权即自主决定权，是自由社会的基础，含义广泛，其中包括堕胎的权利，并判定得克萨斯州禁止堕胎的法律违宪。因而70年代，美国女性认为自己有权决定是否继续妊娠的想法得到了支持。1976年，美国《国家遗传病法》(National Genetic Diseases Act)颁布，产前诊断技术得以普及。

在此之前美国已经认识到疾病结构在发生变化，并制定政策推动遗传病的基础研究和诊断技术的发展。疾病结构的变化，指医学要解决的主要问题已经不再是细菌感染，而是癌症、慢性病、遗传病等。

在既有的遗传病相关法律的基础上，美国政府制定并颁布了《国家遗传病法》。这一法律的颁布强化了推动遗传病研究和诊断技术发展的方针，同时也普及了遗传学知识，并明确了遗传病检查应基于本人自发自愿的原则。

早在20世纪60年代，美国各州就开始立法推动遗传病筛查。但强制性筛查无疑会引发对遗传缺陷基因携带者及其家属的歧视。提出本人自发自愿检查的原则也是基于上述考量。依据《国家遗传

① 1969年，一位化名为“简·罗”(Jane Roe)的得克萨斯州妇女与其支持者一起向该州限制堕胎的法令提出挑战，她将执行该法令的检察长亨利·韦德(Herry Wade)告上法庭，要求判处法令违宪并限制执行，给孕妇终止妊娠的权利。

病法》进行遗传病检查是预防歧视的一种手段。这一观念逐渐为人们所接受也是促进产前诊断普及的原因之一。

“不当出生”诉讼

20世纪70年代中期，美国的产前检查得以普及还有一个原因，就是在美国几个州发生的“不当出生”诉讼。不当出生(Wrongful birth)主要是指因医生的过失而未诊断出胎儿的潜在出生缺陷，或未对其父母尽合理告知义务而导致残障孩子出生这一事实。

第一个审理“不当出生”诉讼的是得克萨斯州高等法院。1975年，一名怀孕初期得过风疹的产妇生下了一名有缺陷的婴儿，产妇认为没有告知她风疹危害的医生存在过失。法院判决这名产妇胜诉。

1979年，美国新泽西州也发生了一起诉讼，因医生未告知有产前诊断技术，导致一名唐氏综合征患儿出生。

这起诉讼的原告伯尔曼夫人怀孕时已38岁，医生既未告知其高龄产妇生下唐氏综合征婴儿的可能性更大，也未告知可进行羊水穿刺检查。法院判决医生支付赔偿。判决依据就是罗诉韦德案中对堕胎权的承认。由于医生的过失，伯尔曼夫人失去了自主决定的权利，从而导致了她精神上的痛苦。

后来日本的 NHK 电视台也报道了这一事件，节目中播放了伯尔曼夫妇和他们那个喜爱音乐的女儿莎容的镜头。站在女儿身边接受采访的伯尔曼夫人说：“如果在女儿出生前就知道她是无法独立生存的，那我们会为她着想，选择不让她出生。”

其后发生的若干起有关“不当出生”的诉讼中，大多数的州法院都判决医生有过失，需要做出赔偿。判决认为医生损害了父母的知情权、自主决定权。

“不当生命”诉讼

在“不当出生”诉讼中，判决的理由逐渐发生了变化。最早的伯尔曼夫人的案件中，法院判决医生赔偿的理由是缺陷婴儿的出生给父母带来了精神上的痛苦。而后来的类似案件中，法院判决时更多的考虑养育残疾儿所产生的额外经济负担。

这种改变与“不当生命”(Wrongful Life)诉讼这一类型的案件出现有关。这一类案件的原告都是因“不当行为而出生”的孩子。伯尔曼夫人的案件中，也是以其女儿莎容作为原告的。莎容本身就是残疾儿，一生都要背负肉体上和精神上的痛苦，因此要求损害赔偿。

在“不当出生”诉讼中，会对生下残疾儿和选择堕胎两种情况进行比较。可是无论如何比较，都是基于父母的立场。

但“不当生命”诉讼中，会从残疾儿自身的立场进行比较，即带着残疾出生与未能出生哪个更好？带着残疾出生对本人来说是一种不幸，而这种不幸本来是可以避免的。

可是，残疾虽然肯定不是好事，难道就一定是最糟糕的吗？比起带着残疾出生，没有出生真的更好吗？新泽西州法院就驳回了以莎容作为原告的诉讼请求。莎容的主张其实是“没有出生才是幸福的”，但却没有支持这一判断的依据。

后来的“不当出生”诉讼中，法院不再支持对父母精神痛苦的赔偿也是基于同样的理由。如果相对于没有出生而言，残疾并非不幸，自然也就不存在精神上的痛苦。

在 20 世纪 80 年代情况发生变化之前，美国法院只受理“不当出生”诉讼。判决也是基于侵害父母选择权而做出的。这也避免了从法律上承认残疾是一种不幸。而“不当生命”诉讼中，由于无法判断残疾是否是一种不幸，因此作为原告的残疾儿自然就没有了起诉的理由。

检查技术不断进步

“不让不幸的孩子出生”运动消失后的一段时间里，日本产科医生不再积极推荐产妇接受产前诊断，甚至有些产科医生都不了解产前诊断技术。这也可以看作是以残疾人团体为主发起的反对运动的结果。但令人怀疑的是这些反对者的态度是否经过深思熟虑。

产前诊断技术是一种“掌握生机”的技术，从某种意义上说也是危险的技术。这一技术遭到激烈反对的结果是，人们意识到：危险的其实是会诱发激烈的反对态度这件事本身。于是对于遭到激烈反对的技术，人们的态度变成暂时搁置，静观其变。

20 世纪 90 年代开始，虽然产前检查在不断普及推广，但人们的态度并未改变。比如 90 年代末开始的母体血清筛查就引发了人们的关注。

母体血清筛查是抽取孕妇血液检查胎儿是否存在异常的技术。20 世纪 70 年代英国发现怀有先天性脊柱裂胎儿的孕妇，其血液中某种蛋白质含量异常。在此基础上，80 年代美国发明了可以诊断唐氏综合征的检测方法。这种方法通常会检测三种蛋白质，因此又称为三重标记(triple marker)检测法。

这种方法只需要抽血，比羊水穿刺技术简单得多。对于检测公司来说，这是一项收益颇高的产品。相关技术引进日本后迅速得到普及，有些医院会要求所有高龄产妇都接受这一检查。

这种检查虽然简单，但检查结果只是一种概率。如果概率高(比如生下唐氏综合征患儿的概率是三百分之一)，则还是需要接受羊水穿刺的检查。由于有些孕妇一旦得知概率高，会直接选择堕胎，这也让这一检查饱受非议。本来以发生概率来做决定就是十分困难的。孕妇和其家属该如何理解所谓三百分之一的概率呢？唯一可以确定的是，概率高肯定会引起他们的不安。

于是在旧厚生省审议会中设立了一个有关母体血清检测的专门委员会。1997 年该委员会发布了他们的意见。

委员会首先指出，由于未能向孕妇做出充分的说明，导致孕妇产生了不必要的误解和不安。对此，他们认为“医生不必主动提供这一检查的信息，也不应推荐孕妇接受这一检查”。理由是：对这一检查的说明不够充分；对胎儿是否患有疾病只能以概率显示；这一检查有可能会被用于集体筛查以发现胎儿的疾病。

从这一检查的实际情况看，这样的结论也许并无不妥，但不提供信息并不意味着事情的解决。

目前这项简便的检查仍旧只能提供概率性结果，但检查技术的进步也是显著的。在试验阶段，已经可以从产妇的血液中提取来自胎儿的部分进行检测以确诊。如果这一确诊技术能够投入应用，至少不能再以无法提供准确结果为由而拒绝提供信息。

总之，医学的进步让人们不得不面对生命伦理的难题，医学技术的进步也正在改变生命诞生本身。下面让我们来看一看在出生这个阶段中，围绕着辅助生殖技术的发展又出现了哪些问题吧。

| 第五章 |

断绝不良基因？

NIPT，《强制不育救济法》，相模原事件，优生学

“新型产前诊断”技术NIPT的出现

2012年8月末，日本引进了一项新的产前诊断技术。8月29日全国性报纸《朝日新闻》以《唐氏综合征　检查孕妇血液　准确率99%　国内10家医院　35岁以上孕妇　费用21万日元》为标题做了报道。

这种“新型产前诊断”技术现在多称为“NIPT”——无创产前检测技术(non-invasive prenatal genetic testing)。检查时只需抽取孕妇少量血液即可。由于采血几乎不会导致流产，因此这项检查才被称为无创检查。

母体血液中含有胎儿的少量游离DNA，利用新一代DNA测序技术对母体外围血液中的游离DNA片段(包含胎儿游离DNA)进行测序，并将测序结果进行生物信息分析，就可以从中得出胎儿的遗传信息，从而检测胎儿是否患有三大染色体疾病。如果21号染色体异常(三体)的话，即为唐氏综合征。

在宣传报道中提到，与母体血清检测相比，NIPT的检测准确率大幅提高。以唐氏综合征诊断准确率而言，NIPT接近100%。当然，其中也存在不少伪阳性，如果要确诊还需要进行羊水穿刺的检查。

简便而准确率高的产前诊断技术在全世界的推广速度是惊人的。2011 年 10 月该技术在美国市场化后，世界各国纷纷引进了这项检查。

在日本媒体于 2012 年 8 月做了报道后，当时的厚生劳动大臣、民主党的小宫山洋子立即召开新闻发布会，提出日本妇产科学会应尽快制定相应的规则。小宫山的这一发言体现了政府的审慎态度。日本妇产科学会也立即发布了声明，指出出于非研究目的的此项检查应“慎之又慎”，并要求在学会发布指南之前，暂时停止进行这项“新型产前诊断”。10 月，日本妇产科学会组织委员会制定指南，2013 年 3 月发布了《使用母体血液进行新型产前遗传学检查的指南》(以下简称《指南》)。

2013 年 4 月 1 日，日本正式开始推广实施这项“新型产前诊断”项目。只有具备合法的执业许可、有资质的机构才能进行这项检查。负责机构资质审查的并非日本妇产科学会，而是作为日本各科医学会联合体的日本医学会。

日本妇产科学会发布的《指南》，与 1997 年日本旧厚生省委员会有关母体血清检测的立场一脉相承。两者都指出了以下三个问题：一是孕妇在接受检查前对该项检查没有充分了解；二是孕妇对检查结果有可能产生理解错误；三是该项检查有可能变成以发现胎儿疾病为目的的集体筛查。因此《指南》认为医生没有必要向孕妇积极推荐该检查，也不应轻易向孕妇推荐该检查。但如果孕妇想了解该检查，医生应向其说明可以在指定机构进行咨询。

虽然检查项目从母体血清筛查变为NIPT，但面临的问题是一样的。由于媒体铺天盖地的广告，很少有孕妇不知道这项检查。面对前来咨询的孕妇，医生有义务提供详细、准确的信息。如此一来接受检查的人数自然会增加。当然，检查人数增加并不能解决问题。《指南》只是在回避问题，让孕妇自己做出选择。所谓的“尊重个人意愿”无非是一种推脱责任的权宜之计。

第一批获得许可的指定机构有10家。之后逐渐增加，2016年已遍布日本的所有都道府县。2020年指定机构数量达到109家。从2013年4月开始的一年里，接受检查的人数为774人，第二年就增加到10 060人。

根据2015年6月《朝日新闻》的报道，两年里接受检查的17 800人中，有295人的检查结果为阳性。之后通过羊水穿刺确诊的有230人。有些孕妇的胎儿在母体中就死亡了，最终有212人接受了流产手术，4人选择继续怀孕。也就是说绝大多数孕妇得知胎儿异常后选择了堕胎。

接受检查的孕妇数量增加的原因很多，比如晚婚晚育、女性工作方式及生活方式的变化等。接受各种产前检查的孕妇数量整体也在不断上升。在日本，35岁以上为高龄产妇，2015年时，每四名产妇中就有一名为高龄产妇。

从每个具体病例的情况来看，很难绝对地说这种趋势的对错，但 NIPT 这种以发现胎儿是否有缺陷为目的的检查的确给人们带来了生命伦理的难题。

NIPT 的自由化？

随着人们对于产前诊断的需求不断扩大，日本妇产科学会在 2018 年和 2019 年 3 月分别发布了《扩大实施新型产前诊断的意见书》和《关于使用母体血液进行出生前遗传学检查的指南(草案)》[以下简称《指南》(草案)]，试图修订相关检查的实施体制。上述文件大幅放宽了对实施 NIPT 检查的资质要求，即使没有遗传学咨询资质的机构，比如妇产科诊所，也能开展此项检查。

原本人们就对日本妇产科学会过于严格的资质审核不满，且这种资质审核已经逐渐失去作用。2020 年时，在非指定机构做检查的人数早已超过在指定机构做检查的人数。

非指定机构也并非一定是妇产科，只要在网络上检索 NIPT，就会出现许多机构名称，甚至包括美容整形机构，只要付费就能够轻易做检查。

至于为何有如此多的机构争相进入这个领域，答案自然是利益驱使。产前诊断检查项目并不在日本医疗保险的范围，收费标准也由实施机构自己决定，母体血清的筛查费用为1万~2万日元，NIPT检查的费用则为20万日元。虽然使用新型基因检测技术的检测本来就不便宜，但和其他国家相比，日本的此项检查收费还是偏高。许多检测实施机构都是将具体的检测外包，因此其利润相当惊人。随着日本出生率的降低，产前诊断检查的收入已经逐渐成为妇产科诊所和医院的重要收入来源。通过无创检查就能够确定胎儿是否健康，这能够很好地安抚孕产妇的不安情绪，因此很少有人能拒绝。

日本妇产科学会此前虽然要求在指定机构接受检查，但并没有法律约束力，也非强制性要求，更像是一种绅士协定。因此有那么多非指定机构都在开展这项检查也毫不让人意外。与其放任不管，还不如将范围扩大到专门的妇产科诊所。

日本妇产科学会2019年3月发布的《指南(草案)》，顶着日本儿科学会和日本人类遗传学学会的反对压力，在同年10月正式发布，但很快就被日本厚生劳动省叫停了。扩大检查实施机构范围的方案至2021年还未正式实施。不过也有报道说在新冠疫情中，日本妇产科学会已经让厚生劳动省批准了扩大检查机构范围的方案。结果很有可能是为了响应日益增长的检查需求，任何一个有妇产科的机构都可以开展此项检查。如此看来，在患者接受检查的需求面前，产前诊断所带来的伦理问题已经不值一提，其结果必将是给患者造成精神上的伤害。

《强制不育救济法》与日本

就在日本妇产科学会决心扩大 NIPT 检查实施机构范围之时，2019 年 4 月 24 日，日本国会通过了一项法案——《旧优生保护法救济法》(对于《优生保护法》实施期间被强制实施绝育手术者予以赔偿)。这一法律对于厚生省临时叫停日本妇产科学会的 NIPT 检查实施机构范围扩大方案也有一定影响。

这项由议员提出的立法在参议院本会议上一致表决通过。这部法律的前言中提道：

> 在平成八年将旧《优生保护法》规定的优生手术相关条文废止之前，按照昭和二十三年制定的旧《优生保护法》的规定，或在旧《优生保护法》的背景下，有许多人由于患有特定疾病或缺陷，而被强制要求接受绝育手术或放射线照射等，因而遭受了巨大的痛苦。对此，我们深表歉意，并真诚反省。

前言中进一步表示，“为了类似事件不再发生，我们不会再按照疾病或缺陷将国民分类，要努力建立一个互相尊重人格与个性的社会”。同时这部法律还规定向每位受害者支付320万日元的补贴。支付对象约为2.5万人。

立法的起因是，2018年1月，居住在宫城县的一位60岁女性向国家提起赔偿诉讼。在她十几岁时，按照当时的《优生保护法》的规定，以存在智力障碍为由，被迫接受了绝育手术。她以这一手术违反了宪法中关于尊重个人尊严及自主决定权的规定为由提起了诉讼。当年3月，日本国会了解了此案详情后，开始推动相关法律的立法。2019年国会正式通过相关立法。

《优生保护法》是在二战结束后不久的1948年制定的。在该法实施的第二年，增加了允许以经济理由堕胎的规定，即所谓的经济条文。这条新增的经济条文使得《优生保护法》有了允许堕胎自由之嫌，在当时引起了巨大的争议（日本是一个法律上禁止堕胎的国家，日本目前的刑法中还有堕胎罪）。而对于该法中关于强制绝育的规定，人们却反倒没有任何异议。

不过，《优生保护法》的目的绝非从法律上允许堕胎自由化，而是“从优生的角度，在防止不健康的孩子出生的同时，保护母亲的生命健康”。这在该法第一条——“法律的目的”中讲述得很清楚。为了实现这一目的，规定了优生手术的相关手续，因而名为《优生保护法》。

那么，2019年的《旧优生保护法救济法》前言中所说的“我们深表歉意，并真诚反省”中的“我们”又是谁呢？使用这个模糊的主语应该是有着某种政治考量。但这也有一定的价值，比如说可以让人们尝试从更广义的角度去理解《优生保护法》给当事人带来的痛苦。从宫城县的60岁女性提起诉讼到国会立法，整个过程进展很快。我们不妨看一看优生思想在日本的发展变迁。

优生思想的发展变迁

所谓“优生”在日本的《国语大辞典》中是这样解释的：“保证优质的遗传性状，生下素质出色的子孙后代。”我们可以理解为优生思想就是根据遗传学将人区别对待的一种观念，以及基于这种观念的社会政策性主张。典型的例子就是在上一章中提到的“不让不幸的孩子出生”运动。首先我们有必要回顾一下优生思想的发展变迁。

优生思想古已有之。公元前4世纪的大哲学家柏拉图就是代表人物。柏拉图谈到“理想国”时就主张要将生育纳入国家的管理之下。要建立一个理想国，必须有优秀的国民，因此不能将生育后代这样的事情完全交给家庭，孩子是国家的，由国家负责培养。最优秀的男人和女人结合到一起，让他们生育下一代，这样的小孩自然具有最佳的潜质。而最差的男人和女人生出来的小孩要被偷偷地处理掉。在柏拉图看来，好的国家当然只培养优秀的、有用的人。

这种根据出生时的优劣来区别对待的社会政策性主张就是典型的优生思想。将这种书本中的思想在现实中加以贯彻的，是20世纪的纳粹德国。19世纪出现的“优生学”这门学科对纳粹产生了决定性的影响。

优生学(Eugenics)由英国的弗朗西斯·高尔顿(Francis Galton)首创，Eugenics来源于希腊语的“良种”。高尔顿将优生学定义为“通过向更合适的人种和血统提供更优越的机会，来改良人类的遗传素质”。这种消极的优生学就是利用遗传学区分适者与不适者，“改良”人种与血统并最终“改良”人类的学科。

当时有一门被称为“人体测量学”的伪科学十分兴盛。人体测量学测量人体的所有部分，并将其数值化，从而积累了大量的人体特征数据。高尔顿将收集到的“科学”数据用统计学方法进行分析，再利用“正确”的遗传学知识，实现优生学。

高尔顿是在医学领域使用统计学的开创者。学过统计学的人都知道的卡尔·皮尔逊(Karl Pearson)就是高尔顿的盟友，两人共同创办了《生物测量学》这一优生学的专业刊物，并致力于推广这门“科学”。不论过去还是现在，围绕着遗传，各种披着科学外衣的言论总是大受欢迎。现在看来，大多数的主张其实都算不上是科学，充其量是一种伪科学。不过高尔顿的优生学却在很短的时间内就流传开来。

首先是在1890年的美国。作为查尔斯·达尔文的表弟，高尔顿的优生学是将达尔文的进化论应用于人类社会，试图控制社会的进化和发展的社会理论。

社会达尔文主义在美国流行的原因之一是19世纪后半叶逐渐扩大的贫富差距以及移民增加带来的社会不稳定。美国1911年出版的一本书中称，“地中海民族的血统使美国人的皮肤变黑、个子变低，变得见异思迁，容易犯下盗窃、绑架、施暴、杀人、强奸等罪行”。书中认为移民在生理上、道德上都属于“劣等民族”，他们不能促进“美国人的进化”，是“应该被淘汰的对象”。在美国，歧视对象很快就从欧洲的拉丁裔移民转向了亚裔移民，因此于1924年发布的移民法也被称为“排日移民法”。

在这种社会达尔文主义的影响下，美国最终通过了强制绝育的法律。那些被关进州立监狱的犯人、智障者、精神疾病患者等，只要医生判断他们没有“改造的可能”，就会被执行强制绝育。到1930年，美国有30个州通过了相应立法。美国全国共实施强制绝育超过3000例。没有将优生思想停留在纸面上，而是作为一种社会政策通过法律加以实施的，美国是第一个。

如果粗略来看传播路径，美国的这一优生政策首先传播到了欧洲的一部分国家，具体说就是纳粹德国等国家，20世纪中叶，又传播到了日本。

在欧洲，1929年丹麦率先通过了绝育的相关法律。受其影响，北欧各国也相继通过了相关法律。1933年，刚刚登台的纳粹政府便制定了“防止遗传病向下一代遗传的相关法律”。根据这一法律，截至1939年，德国有37.5万人被实施了绝育。

效仿德国的绝育法，日本在1940年也发布了《国民优生法》。该法的目的是“控制有恶性遗传疾病的人口增长，促进有优质遗传素质的人口增长，以提高国民的整体素质”。整个20世纪上半叶，优生思想作为一种具体的社会政策在世界上转了一圈，最终来到了远东地区。

旧《优生保护法》与优生思想

尽管优生思想一度席卷世界，但在二战结束时全世界已意识到其极端性。纳粹德国的优生政策不仅带来了法律上的强制绝育，还有虽然未能正式颁布，但一直在秘密实施的“安乐死”政策。安乐死的对象从缺陷儿童到残障的成年人，后来逐步升级到强制收容所里的大量虐杀。臭名昭著的纳粹大屠杀中使用的毒气室，最初就是1940年设置在六家精神病院，用来对有遗传性精神病患者实施安乐死的。这些事实在二战后被公之于世，于是优生思想成为纳粹的代名词，全世界对此都持否定态度。这导致在生命伦理领域里一旦发生任何问题，就会有可能与纳粹联系起来，从而一刀切。但日本似乎并未受到影响，二战后，日本甚至为了强化优生政策，在1940年《国民优生法》的基础上，发布了《优生保护法》。

1947年，日本第一次举行包括女性在内的普选，并召开了第一次国会。在国会上，社会民主党的福田昌子、加藤志津江、太田典礼三名议员提出了《优生保护法》提案。三人都与战前限制妇女生育的运动颇有渊源。

加藤在说明提案理由时陈述道，《国民优生法》是基于军国主义思想要求妇女生育的法律，其目的是强制性要求妇女生育，本次提案的《优生保护法》是为了响应那些有充分条件爱护并养育孩子的母亲们的呼声，她们希望生育并培养出优秀的后代。这些议员认为这可以改变战后日本"国土狭小而人口饱和"的现状，是将日本建设成"文化国家"的有效方式。

从1940年《国民优生法》发布，到二战后的1947年，日本共进行了538例优生手术。与其他国家相比并不算多。原因在于实际进行绝育手术时还是会征得本人的同意，而且正如加藤所陈述的那样，该法的本意是希望妇女多多生育。总之，加藤等人提出的提案最终未能获得审议就作废了。

1948年，在第二次国会上通过了另一项由日本进步党参议员谷口弥三郎提出的法案。谷口是一位妇产科医生、教授，在熊本医学专门学校(熊本大学医学部的前身)从教，后来加入自由民主党，历任日本医师会会长、久留米大学校长等职，是战时鼓励生育国策的推动者。战后其立场发生了一百八十度的转变，成为限制生育的支持者。

谷口提出法案的理由是，日本的人口问题并非仅是“人口饱和”，而是那些较优秀的、能够为后代提供较好条件的家庭被限制生育，而那些智能不足或没有自觉的人却随意生育。长此以往会导致国民素质的低下和日本民族的退化。这里所谓的“国民素质的低下”和“民族的退化”不过是 19 世纪末优生学出现以来的陈词滥调，是谷口在德国留学时接触到的。

消极的优生学假定一个社会中优质血统家族和劣质血统家族各占一半，如果不加干预，那么一个世纪之后这个社会中的大部分人都会成为劣质血统拥有者，劣币驱逐良币，造成整个民族素质的低下，也就是所谓的“退化”，如果放任不管会造成严重后果。怎么管？无非就是强制绝育。男性输精管、女性输卵管结扎，让他们无法生育。如此一来就保证留下的都是优良血统，人类血统得到改良。

但即使采用绝育这种消极的、否定性的优生学方法，也不能保证人类这一复杂的群体中不出现所谓的“劣质基因”。其实早在优生学出现之初，这一现象就是对它的一个有力批判。对优生学所说的精神疾病遗传性的所谓科学依据，人们也充满了质疑。一向标榜科学的优生学，在诞生之初就经常被质疑其科学正当性。

在《优生保护法》立法时，也出现了这种质疑。有人提出强制绝育违反宪法中有关尊重人权的规定。但国会以绝育手术需要经过各都道府县的优生保护审查会审查，当事人可以提出异议为由，否定了这一质疑，通过了此项立法。在二战结束不久的日本，对人口饱和问题的批评不绝于耳，但对优生思想的礼赞之声也十分引人关注。

1949 年，《优生保护法》颁布的第二年，媒体大篇幅报道了第一例人工授精生育的新闻。这是发生在日本庆应大学，由第三者提供精子，通过人工授精怀孕、生育的案例。媒体对此的看法不尽相同，但加藤志津江和作为社会活动家出名的牧师贺川丰彦却从精子提供者是一名医学院学生这一点上大做文章，认为人工授精是提高日本人素质的一个好方法，应该加以普及。对这种基于优生思想的观点没有人提出质疑。在《优生保护法》颁布之初的日本，优生思想被认为是一种值得肯定的、进步的观念。

二战后几乎全世界都认可的“优生思想”等同于“恶”的观念，不知为何与日本无缘，而且日本的法案提出者们不可能不知道全世界对此的看法。

消极的优生思想将人类分为适者/不适者、优/劣、正常/异常、健全/残障，后者属于为了国家和民族的未来应该“被消灭的对象”。对于在二战中战败的日本而言，失去了殖民地，面临着人口饱和的问题，只能相信通过绝育手术进行社会的改造。

但这种观念从科学上来说是错误的。可日本不仅保留了《优生保护法》，而且在法律框架下进行的强制绝育更是持续了近50年。日本社会没有将“优生”视为“恶”的观念，对于其中包含的歧视也视若无睹。2019年通过的《旧优生保护法救济法》就是对此的一个“真诚反省”。

2016年7月26日凌晨，一名26岁男子闯入神奈川县相模原市一家名为津久井山百合园的残疾人福利院，持刀杀害了19名残障者，年龄从19岁到70岁不等。他还刺伤了其他残障者和工作人员共26人。被逮捕后，这名男性在给众议院议长的信中说：“我的目标是，如果重度智力障碍者不能生活自理或无法参与社会活动，这个社会就应该允许他们安乐死。”他还说，“无法与人沟通的人，即使活着也没有意义”。这一事件带给日本社会巨大的冲击。这无疑就是优生思想的一个具体体现。

对于这一事件，日本媒体在大学里采访了一些学生，有些学生表示虽然他做得不对，但能理解他的想法。在SNS上也出现了不少相同的看法。由此可见日本社会如何欠缺同理心。优生思想的问题就在于至今都没有人认为这一观念有问题。从这一点看，对强制绝育的真诚反省有着极大的意义。

《优生保护法》颁布时，优生思想还被认为是改良社会的进步思想，是值得肯定的。几乎没有人反对强制绝育，也认为是理所当然的。站在现在社会的立场去评判过去的观念，要说没意义也的确没什么意义，不过在《优生保护法》之前的日本《国民优生法》阶段，就已经有了科学的批评。因此我们应该做的不仅仅是通过一项立法，更应该追究的是对此放任不管的国家的责任，不能仅仅用一个“我们”来模糊这一责任主体。

对于相关问题的解决任重而道远。从遗传学的角度将人加以区分甚至歧视的观念并非过去的遗产，人类还是会不断地用“适者/不适者、优良/不良、正常/异常、健全/残障”对人进行分类。这种区分正在不断被恒常化、被强化。也许正是为了促使人们思考这一问题，才有了2019年的《旧优生保护法救济法》。

| 第六章 |

充满争议的代孕

辅助生殖技术的发展，自然主义 vs 契约主义

“外婆生外孙”

2006年10月15日，日本各大报纸都大篇幅报道了日本国内首例代孕生出“孙子”的新闻。《朝日新闻》的报道标题是“50多岁女性使用女儿夫妇的受精卵代孕　国内首例”。

当天，位于长野县下诹访的诹访妇产医院院长根津八纮在东京召开了记者会，公开宣布“一位年近60的已闭经女性将女儿夫妇的受精卵植入子宫后怀孕，已于去年春天生产”。这位女性的女儿30多岁，因罹患子宫癌子宫被摘除，因而请母亲为其代孕。“孩子作为这位女性的子女申报户口后，再由其女儿夫妇收养”。

在报道使用的说明图中，孩子的图像旁标注着“法律上是外婆的亲生子，遗传上是夫妻二人的亲生子，户籍上是夫妻二人的养子”。(见图6-1)

《朝日新闻》的报道中指出：“这样的代孕会使家庭关系变得异常复杂。日本妇产科学会在通告(方针)中禁止代孕，但在法律上并无规定。因此对相关法律的进一步完善必将引起热议。”

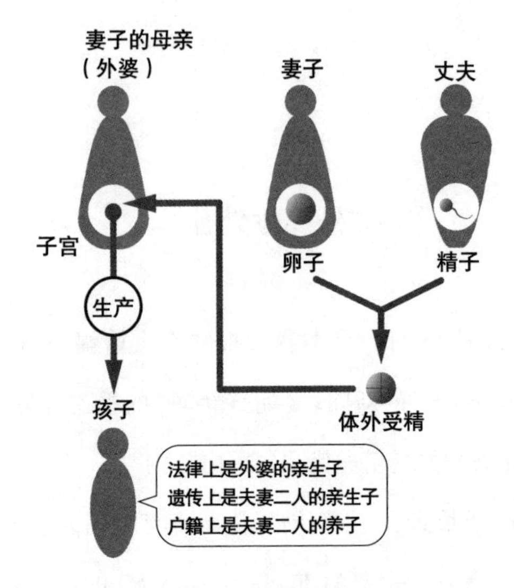

图 6-1　外婆生外孙

出处：日本《朝日新闻》2006 年 10 月 15 日晨刊

在生物学上是外婆的人生了外孙，这样确实会使家庭关系变得非常复杂。

在这个案例中，毋庸置疑正是医疗技术的进步，尤其是体外受精技术的应用起到了决定性作用。

体外受精是取出卵子和精子后使其受精，然后将受精卵重新植入母体的技术。通过这项技术可以使多种生育形态变为可能。

有五个父母的孩子

20 世纪 90 年代后期在美国曾有一个案件，一个孩子因为有五个父母而备受关注。

旧金山的约翰和安夫妇想要孩子，但夫妻二人均没有生育能力，于是他们选择了体外受精技术。他们选择的是一种非常复杂的方案。首先，分别选用第三者提供的卵子和精子，通过体外受精形成受精卵，然后将受精卵送入另一名女性的子宫进行孕育。由于找到了愿意提供卵子和精子的人以及接受代孕的女性帕梅拉，这一方案最终得以实现。(见图 6–2)

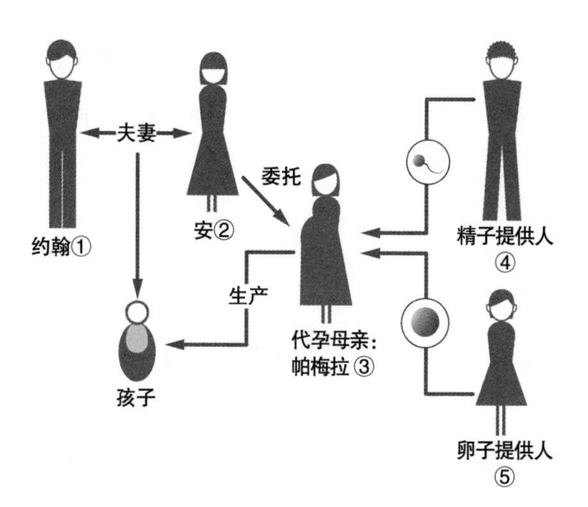

图 6–2　一个孩子有五个父母

但委托人夫妇在孩子出生前一个月离婚了。作为代孕母亲的帕梅拉提起诉讼，称孩子是无辜的，她想自己抚养这个孩子，希望法院能批准。

这位代孕母亲的诉讼被驳回，法庭判定孩子由离婚后的安来抚养比较合适。但这并非认定了亲权。安只是被确认了监护人资格。于是即将出生的孩子有了抚养人，但没有法律意义上的父母。

然而事情并没有结束。这一次是取得监护人资格的安提起诉讼，要求前夫约翰支付抚养费。约翰拒绝了，理由是自己和孩子并无遗传学上的任何关联。

这位前夫提出的理由对于即将出生的孩子来说无疑是极不负责任的。虽然一审中法院采纳了前夫的主张，但案件的审判并未结束。

最终，在三年后法院判定离婚后的夫妻是孩子的法定父母。孩子的父母终于被确定了。这一结果也许还算妥当，但并不能让人满意。

无法确定国籍的孩子

2008 年 8 月，日本媒体大篇幅报道了这样一个案件：居住在爱媛县的一名 40 多岁的男性，通过医生朋友介绍，在印度一家医院利用第三者提供的卵子委托代孕，于 2008 年 7 月生出一名女婴。

由于委托人夫妇在孩子出生前就离婚了，因此在为孩子申报的出生证上母亲一栏写着“不明”，于是婴儿成了无国籍状态。这名男性想领回孩子，但由于孩子无法取得护照，所以他无法将孩子带回日本。

于是他又想到了领养。但由于父亲一栏是他自己的名字，因此在法律上不能领养，并且在印度单身男性也不能领养女孩。

他咨询了印度律师和日本外务省后依然没有找到办法。最终由于签证到期，他只能将孩子留在印度自己回国。

回国后他向日本媒体求助。这名男性表示，代孕所需费用包括机票费用在内共计 400 万～500 万日元，他给接受代孕的 20 多岁的印度女性支付了 56 万日元的报酬。

这个事件在印度也掀起了巨大波澜。印度最高法院判定允许这位男性的母亲，也就是孩子的祖母在一定期限内照顾孩子。

此外，据报道位于印度西部斋浦尔的 NGO（非政府组织）向当地法院提出请求，要求禁止将婴儿带到国外。NGO 方面称，由于印度并没有关于代孕的法律，因此将通过代孕出生的孩子带到国外等同于“买卖人口”，政府不应该允许这种行为。NGO 还认为，包括代孕委托人夫妇在内，谁也不能主张亲权。

最终日本政府出于人道主义给出生的孩子发放了签证，让孩子和祖母（男委托人的母亲）一起于 2008 年 11 月回到日本。但孩子的国籍问题在入境时并没有得到解决。

“自然主义”vs“契约主义”

为什么会有无法确定父母的婴儿出生呢？在旧金山的案件中，出生的孩子有法律上的父母、生物学的父母、生母。一个孩子同时拥有五个父母，这样的事情绝不会是“自然”发生的。原因还是在于体外受精技术的应用，破坏了自然的亲子关系。

以往法律上的亲子关系是基于自然主义形成的。因为亲子关系是在生殖、生育的自然过程中建立的，生身父母即为生物学父母，同时也是法律意义上的父母。

但当体外受精这种辅助生殖技术出现后，这种自然主义就不成立了。生物学的父母和生身父母以及法律上的父母有可能是完全不同的人。

遗传学上的父母和生身父母可以通过生物学层面来理解，在这个阶段自然主义还是可行的。但法律上的父母即使用生物学也无法自动确定。自然主义行不通了。

在旧金山的案件审判中，委托代孕的夫妇被认定为法律意义上的父母。但夫妇中的男性主张由于自己和孩子并没有遗传学上的关联，因此不是孩子的父亲。但是在最终的审判中法律重视的是他委托了代孕，形成了契约。也就是说在判定法律意义上的父母时，法院并非依据自然主义，而是依据契约主义做出了判决。

的确，法律意义上的亲子关系和生物学意义上的亲子关系并不在一个层面。人类的亲子关系依附于文化及社会制度。法律上的亲子关系和遗传学上的亲子关系不同，根据不同申报程序，可能发生变化。

自然主义与契约主义开始拔河，结果就出现了各种各样围绕着亲子关系的诉讼。

生殖超出了自然法则的框架

自然的亲子关系一定是有自然受精、妊娠、生产这样的流程。这里的“自然”意味着人类无法干预这个过程，这个过程超越了人类意志。

当然结婚生子可以说是伴侣双方商量后决定的，但并非只要双方商定就一定能生出孩子。妊娠和生育过程中，最紧要的就是非人类意志可控的部分，人类既不能决定自己的出生，也不能决定他人的出生。虽然我们总是说“生”孩子，但其实不如说是被“赐予”孩子更合适，因为孩子是自然和上天的恩赐。但有了体外受精后这些就全变了。

就是这样一个简单的改变，让这个以前隐藏的环节被展现在了人类的眼前，产生了可以人为干预的余地。

比较容易理解的是卵胞浆内单精子注射技术（intracytoplasmic sperm injection，ICSI）。当精子极少或精子活力不足时，体外受精就不容易成功，因此开发出了这种借助显微操作仪将精子或精子细胞直接送入卵母细胞质内或卵周隙中实现受精的技术。

虽然只占到人类生育的很小的一部分，但人为的介入正一步步地打破自然法则的框架。

人为干预的另一个结果是将怀孕与分娩割裂开来。在根津医生发布的案例中，接受代孕的是闭经后的女性。还有一名 60 岁的日本女性在美国接受他人提供的卵子后怀孕，在慈惠医大顺利生产，一度也成为当时热议的话题。

在美国甚至还出现了不使用卵子，而用流产胎儿的卵母细胞制造受精卵用于生育的女性，这种情况引发了更广泛的社会讨论。而使用显微受精技术的话，即使只用没有尾巴的精子核也能形成受精卵。

可以说生殖技术领域就是一个充满了各种“非自然”的领域。

“理所当然”的崩塌

在日本报纸大篇幅报道“外婆生外孙”这一案例的同时，艺人向井亚纪夫妇的代孕事件也引起了人们的关注。

向井夫妇通过代孕得到了一对双胞胎男孩，并且通过孩子的出生国——美国的内华达州法院确定了和双胞胎的亲子关系。内华达州在法律上认可有婚姻关系的男女签订的代孕合同。委托代孕的是向井夫妇，在遗传学上夫妇二人也是双胞胎的父母。他们以内华达州法院的判决为根据，向东京都品川区提交了将双胞胎认定为亲生子的申请。

但是品川区根据法务省的建议没有受理他们的申请。于是夫妇二人向东京家庭法院提起诉讼，要求撤销不予受理的决定。但是夫妇二人的申诉于 2005 年 11 月被家庭法院驳回。

他们之后立即提起上诉，结果 2006 年 9 月 29 日东京高等法院做出裁决，支持了向井夫妇的诉求。法院认定内华达州法院的判决“没有违反日本的公序良俗”。

但当时的法务大臣长势甚远立即发表讲话，表示高等法院的这一裁决存在问题。他认为“在日本，亲子关系的产生是基于分娩事实的”。最终法务省对这个判决表示不服，向最高法院提出上诉。

迄今为止，我们一直认为生身父母就是法律上的父母。这太正常不过了，谁也不会有疑问。正是有了这样的“理所当然”，“法律”这个社会秩序才得以成立。然而当出现非自然的情况时事情就会突然变得奇怪起来。正是因此，向井夫妇的案件中代孕和公序良俗才产生了对立。

最高法院的判断和“要求”

2007年3月，日本最高法院对向井夫妇的代孕案做出了判决。向井夫妇试图确认亲子关系的要求未能得到法院的支持。

最高法院认为：“实质的亲子关系是身份关系中最为基本的，标准必须明确。”法院还认定，内华达州法院的判决“不符合日本国法律秩序的基本原则和基本理念，违反了公共秩序”，因此坚持“只认可民法确定的实质性亲子关系”这个原则。如法务大臣所述，在日本“亲子关系的产生是基于分娩事实的”。法院在审理这个案件中采纳了自然主义的生育观，即生身父母是法律上的父母，因此驳回了向井夫妇的诉讼。

据媒体报道，最高法院在下达判决时，还破例向国会提出了要求。

最高法院指出：“应该充分考虑想要拥有和自己有遗传学关联的孩子这种真挚的希望，以及委托其他女性代孕这件事所涉及的社会普遍的伦理情感，通过立法迅速做出应对。”

最高法院提出的要求十分合理。代孕产生的亲子关系，在明治以来的现行法律范围内从未涉及。让法律处理一个从未涉及过的事情，自然会出现问题。

但做出应对并不是件简单的事情。以前谁也没想到会出现这样的问题。即便明白需要在“真挚的希望”和“社会普遍的伦理情感”中找到平衡，但是否有适合的法律也是个大问题。其后的2020年，日本设立了民法特例法，将提供卵子的女性、孕育孩子的女性认定为母亲，其配偶为父亲，但这并没有完全解决问题。

不孕和代孕

利用生殖技术的代孕有两种方法。

一种是将男女双方的受精卵植入第三方女性的子宫。接受代孕的女性和她生育的孩子并没有遗传学上的母子关系。前文中根津医生介绍的案例及向井夫妇都属于这种情况。这种代孕女性称为寄宿母亲(host mother)。

还有一种方法是代孕女性不仅“出借子宫”还提供卵子。在这种情况下接受代孕的女性是所生孩子遗传学上的母亲，遗传学上的父亲则是精子提供者。可以使用委托代孕的伴侣中男性的精子，也可以使用其他人的精子。这种情况下代孕女性称为代理母亲(surrogate mother)。这种代孕委托多来自女方由于某种原因不能怀孕或生育的伴侣。

根据2015年以前国际不育学会的定义，“不采取避孕措施、有自然性行为的伴侣两年没有怀孕的状态”被称为不孕不育。这种情况出现的比例是十分之一，因此不孕不育的情况并不少见。其中属于男性和女性方面的原因各占四成，剩下的原因不明。

不孕不育的治疗技术不断发展，体外受精技术就是其中之一。

如其定义所述，不孕不育是一种“状态”，但伴随着医疗手段的登场，不孕不育被当作疾病来治疗的趋势越来越明显。这是生殖医疗化发展的结果。为了及时应对这一点，2015年日本妇产科学会将不孕不育定义中的时间段从“两年”缩短为“一年”。由于发达国家晚婚盛行，不孕不育成了一个大问题。如果要“治疗”，那么“两年”太漫长了。因此英国首先调整了时间段，日本也借鉴了英国的做法。但在不孕不育症的实际治疗中，有人认为“一年”时间还是太久，半年没有怀孕就应该下决心开始治疗。由于缩短了定义的时间段，因此不孕不育的比例从十分之一提高到八分之一至六分之一，甚至有的医院中出现每两对伴侣中就有一对不孕不育的情况。

在这种情况下，2018年世卫组织在时隔30年后修改了国际疾病分类，正式将不孕不育认定为疾病。这样不孕不育才从一种状态正式成为一种疾病。而日本甚至已提出方案，计划从2022年开始将不孕不育的治疗纳入健康保险。

当然不孕不育并非都是可以治疗的。例如，从全世界来看，日本实施的体外受精的数量非常多，但实际上能成功受孕的比例却非常低，这也是遭到国际社会诟病的一点。

但是代孕由于存在很多问题也遭到了质疑。广为人知的是美国新泽西州发生的 Baby M 案件。

Baby M 案件

美国新泽西州的比尔·斯特恩和贝蒂·斯特恩夫妇想要自己的孩子。夫妇二人均为 38 岁，丈夫是生化学家，妻子是儿科医生，都属于生活富裕的精英阶层。贝蒂因病不适宜妊娠，夫妇二人求助了介绍代孕的纽约不孕不育中心。

该中心的运营管理人是律师诺埃尔·基恩，由于他在媒体上的积极宣传，当时这个中心在美国非常有名。通过该中心的介绍，斯特恩夫妇与新泽西州的 26 岁主妇玛丽·贝丝签订了代孕合同。

已婚的玛丽·贝丝和清洁工丈夫之间已经有了两个孩子。他们和斯特恩夫妇不同，并没有接受过高等教育。由于家计艰难，即将破产，玛丽·贝丝应征代孕广告并进行了登记。

玛丽·贝丝与斯特恩夫妇的代孕合同签署于 1985 年 2 月。按照合同约定，斯特恩夫妇需要向玛丽·贝丝支付 1 万美金报酬。报酬将在孩子出生、双方在收养合同上签名并将婴儿移交完成后支付。基恩的中介费是 7500 美金。人工授精在合同签署当天开始进行。

玛丽·贝丝在第九次人工授精后成功受孕，并于 1986 年 3 月诞下一名女婴。这名女婴在审判中被称为“Baby M”。

但在生产前，玛丽·贝丝开始觉得接受代孕是不对的。她不想把孩子交给他人，想自己抚养。因此她拒绝接受 1 万美金，也拒绝在收养合同上签名。于是这名女婴作为怀特海德夫妇的亲生子进行了出生登记。

其实玛丽·贝丝从医院出院后曾一度将刚出生的孩子交给过委托人斯特恩夫妇。但她马上就感到非常后悔，第二天早上就拜访斯特恩夫妇，又将孩子带了回来。由于玛丽·贝丝暗示斯特恩夫妇自己想要自杀，所以斯特恩夫妇无奈之下只能暂时将孩子交给她。但之后玛丽·贝丝依然没有放手的意思，悄悄开始准备全家迁往佛罗里达。

因此斯特恩夫妇以代孕合同为依据提起诉讼，要求归还孩子。这就是 Baby M 案件的起因。

关于代孕合同

在 Baby M 案件中，当事人双方都在媒体上坚持自己的主张，被各大媒体大肆渲染。这个案件引发了各种各样的评论，在美国成为全民关注的一大案件。而这一案件一审和二审的判决也出现了分歧。

1987年3月，新泽西州第一法院的一审判决中以代孕合同的有效性为依据，承认委托人斯特恩夫妇具有永久抚养权。而代孕母亲玛丽·贝丝甚至连探视权都没有得到。契约主义得到了胜利。

但玛丽·贝丝随后向新泽西州最高法院提起了上诉。第二年2月，新泽西州最高法院做出二审判决。法院认为代孕合同中有金钱交易，违反了州法律中有关禁止幼儿买卖的条文，因此判定代孕合同无效。此次判决对于法律意义上亲子关系的认定采用了自然主义的原则。Baby M的父亲为遗传学上的父亲即委托人比尔·斯特恩，母亲为遗传学上的母亲即生身母亲，也是代孕妈妈的玛丽·贝丝。但由于两人不可能共同抚养孩子，在对比了双方的家庭条件后，法院将抚养权判给了斯特恩夫妇。法院认为这保证了孩子的“最大利益”。玛丽·贝丝在之后的诉讼中得到了探视权。

左右摇摆的舆论

关于Baby M案件，在一审判决下达之前，舆论大多是同情委托人斯特恩夫妇的。媒体描述的玛丽·贝丝，是一个情绪不稳定、撒谎成性的女性形象，而得不到孩子的贝蒂·斯特恩则令人心碎。

但一审判决遭到了指责，民众认为这个判决会使“以生殖为目的的性交易”合法化。因此一审判决后支持玛丽·贝丝的声音越来越多。这时的玛丽·贝丝在众人眼中是有钱人的工具，是被有钱人搞得失去了理智的可怜女人。

这种意见的对立由于斯特恩夫妇和玛丽·贝丝夫妇处于不同的社会阶层而变得尤为严重。在美国，参与这场争论的女性活动家之间也因此产生了无法修复的裂痕。

这种对立在法律层面也留下了问题。在美国针对代孕各州法律大不相同。除新泽西州之外，也有其他州在法律上认为代孕合同无效，或禁止代孕中介。但有些州则认为代孕合法。向井亚纪事件发生的内华达州规定委托代孕的父母必须是处于婚姻关系中的男女，对于同性恋伴侣的代孕合同不予承认。

在 Baby M 案件中，玛丽·贝丝不愿意交出孩子还有一个理由，就是代孕女性是替身母亲，是卵子的提供人，与孩子之间有着生物学的关联，因此对孩子难以割舍。但是在这之后的案件中，一些与出生的孩子并没有生物学关联的代孕母亲也提起了同样的诉讼。广为人知的是 1993 年加利福尼亚州最高法院做出终审判决的约翰逊诉卡尔弗特案。案件起因为接受代孕并植入卡尔弗特夫妇受精卵的安娜·约翰逊要求得到她所生孩子的监护权。在这个案件中，代孕母亲的起诉被驳回，在这之后，美国代孕母亲的比例越来越高。但是美国最早的替身母亲，曾经是代孕广告代言人的伊丽莎白·凯恩却因 Baby M 案件开始反对代孕。看来，关于生孩子的问题是没办法简单说清楚的。

1. 反对代孕的一方："(代孕)会导致家庭关系崩溃以及妊娠、生殖的商业化"

在 Baby M 案件激烈的讨论中出现了各种各样的意见，几乎涵盖了关于代孕的所有论点。

首先是反对代孕的意见。反对派主张：

代孕肯定会使以往的夫妻关系及家庭关系发生变化，这一点是毋庸置疑的，也肯定是不好的。本应是最亲近的夫妻之间突然出现了代孕母亲这个第三者，亲子关系也会变得和以往不同。所以代孕一定会破坏夫妻和亲子关系。

并且代孕还会使妊娠和生育商业化，受市场原理支配的女性就会成为"生育机器"。

在 Baby M 案件中，表面上看似乎是玛丽·贝丝同情不能怀孕的女性，自发地成为代孕母亲。但事情的本质并非仅仅如此，案件背后的原因是巨大的经济差距。那些接受过高等教育、有专业的工作及稳定收入的女性会愿意成为代孕母亲吗？

妊娠和生育对女性来说是伴随着危险的。在美国曾经发生过患有心脏病的贫穷女性接受代孕后在妊娠中死亡的案件。被煽动起同情心的女性选择接受风险生下孩子，但孩子却被夺走。因此，也有人说，代孕是富裕阶层对穷人的压榨。

正因如此，代孕对于委托人及接受人来说都有极大的弊端。如果承认代孕，就会破坏社会基础及家庭关系、扩大贫富差距并带来经济上的压榨。

根据2007年公布的日本厚生劳动省的研究报告，由于许多英国夫妇飞往印度寻求代孕，英国舆论对印度大肆批评。在印度代孕所需的费用只是美国的20%~50%。

代孕的发展，不仅成了“产业”，甚至出现了买卖人口等“配套产业”，因此必须阻止妊娠和生育的商业化。

这就是反对方主张禁止代孕的理由。

2. 赞成代孕的一方：“(代孕)是治疗不孕不育的一种方法，代孕母亲并未被欺骗”

代孕是作为治疗不孕不育的一种方法出现的。世上有些女性不通过代孕就无法拥有孩子，在这些人面前说代孕会破坏夫妻关系及亲子关系只是一种想当然。这些女性愿意通过代孕拥有孩子，并不是破坏夫妻关系或亲子关系，而是出于维护夫妻关系和亲子关系的强烈愿望。

简单地认为女性同意接受代孕是由于金钱的诱惑，这绝对是偏见。有些人认为接受代孕的女性是被煽动起了同情心，觉得委托人很可怜，被欺骗了才同意做代孕母亲。这种说法并没有站在女性的立场，而是把女性当成了傻瓜，他们认为接受代孕的女性并不知道生产伴随的风险。而实际上她们是在充分了解了风险的基础上接受代孕的。

你看，要反驳其实也很容易。

问题是无论是赞成还是反对，都不是能立即做出的决定。在富裕国家尤其如此。如何在自然主义和契约主义之间找到权宜之计，这个讨论仍在继续。

虽然关于这一问题的讨论已经显示出一定的方向性，但毕竟还没有定论。因为现在既不能以自然主义作为理由，也未能找到有说服力的标准，那么就只能将决定权交给当事人，就像前文提到过的在残疾新生儿停止治疗的问题上将决定权交给父母一样。

代孕妈妈

2020 年 5 月，由于新冠肺炎疫情发展迅猛，世界各国严格管控出入境。据美联社报道，乌克兰由于出入境限制，有大约 100 名新生儿在相应的代孕医院等待被领走。许多国外的新闻机构也报道了这些并排躺在婴儿床上的新生儿。

乌克兰法律承认商业代孕，也接受外国人的委托。接受代孕的女性可以得到大约 200 万日元的报酬。乌克兰开展代孕业务的医院约有 50 家，负责在孩子出生后接手并转交给委托人。代孕母亲和委托人不会直接接触。

据美联社报道，受新冠疫情封城的影响，美国、英国、意大利、西班牙、法国、德国、墨西哥等 12 个国家的委托人无法入境乌克兰，新生儿只好在医院等待。

这些新生儿的报道出现时，日本一家专门介绍乌克兰代孕的中介机构的网站显示，他们与乌克兰首都基辅的两家医院签订了合同，除了帮助委托人处理逗留期间的各种事物之外还提供心理咨询服务。该中介宣称在乌克兰可以用低廉的价格实现代孕，并列举出实际的费用以证明自己的报价十分合理。网站列出了 6.1 万美元的代孕方案，这个费用包括机票和逗留期间的费用，以及付给代孕母亲的报酬、体外受精和生产费用等所有费用。这家公司后来还在美国佐治亚州开展代孕中介业务。

世界各国对于代孕的反应大相径庭。中国、法国、德国、意大利、西班牙、葡萄牙、保加利亚等国禁止代孕，英国、爱尔兰、丹麦、比利时等国，和发生 Baby M 案件的美国新泽西州一样禁止商业行为的代孕，但没有金钱交易的代孕不在禁止之列。众所周知，2014 年英国同性婚姻合法化后，立即取得合法婚姻手续的英国歌手埃尔顿 · 约翰，早在 2011 年即公布通过代孕得到了和同性伴侣的第一个孩子。商业化代孕在乌克兰和美国部分州，以及俄罗斯、印度、泰国是合法的，于是就有许多外国人去那些代孕合法化的国家委托代孕。在商业代孕中美国所需费用最高，大约需要10万美元，而其他国家只需要大约一半的费用，再加上交通费和在当地滞留期间的费用，最便宜的乌克兰也需要6.1万美元。

而另一起案件更是让全世界都知道了商业代孕合法化国家会接受来自国外的委托。2014年，泰国的一位代孕母亲生下了一个唐氏综合征患儿，而来自澳大利亚的委托人拒绝领回这个孩子，这个案件在两国之间引起了纠纷。同年，日本媒体大篇幅报道了日本一名男性企业家在泰国通过代孕，成了至少16个孩子的父亲。这名24岁的男性通过一家中介公司找到了代孕女性。这家公司的共同创始人是美国佐治亚州的女医生玛利亚姆·库库纳西威利，她在9个国家拥有治疗不孕不育的诊所。这家中介公司在世界上声名远扬，他们提供的代孕服务不仅成功率高，还合法。

目前，代孕早已突破了国界，只在某个国家的框架内思考如何应对这个问题已经不可能了。2020年乌克兰那100多名不能被委托人接走的新生儿就是一个再明白不过的例子。

子宫移植

2018年5月，日本NHK电视台的《Close up 现代》栏目播放了这样一期节目，标题是《已经可以这样了!? 不孕者通过“子宫移植”来得到孩子》。

子宫移植是器官移植的一种，通过移植他人的子宫达到生育的目的，属于一种“医疗”手段。最初于 2000 年在沙特阿拉伯试行，2010 年开始在其他国家推行。但最初的实验接连失败，不是移植后的子宫坏死，就是妊娠后流产，直至 2014 年瑞典的哥德堡大学团队首次移植成功。负责该团队的教授在美国生殖医学会发表报告时受到了史无前例的、长达一分半钟的起立鼓掌（引自石原理《生殖医疗的冲击》一书）。可见子宫移植是一项划时代的技术进步。从最初的成功案例到 2020 年，在美国、捷克等 10 多个国家，约有 40 名婴儿通过这种方式出生。

日本也从 2010 年开始使用猴子进行实验，目前技术已经成熟，可以用于人的治疗。治疗对象是患有罗基坦斯基综合征（先天性子宫发育畸形）这种疾病的患者。庆应大学的团队于 2018 年向日本医学会提出申请，计划向 5 名罹患这种疾病的女性患者实施移植。2020 年 10 月有报道指出，日本医学会讨论委员会已经完成了报告书。

平均每 4500～5000 人中会有一个人罹患罗基坦斯基综合征。患者有卵巢但没有子宫或阴道，因此可以使用病患女性的卵子在体外受精，形成受精卵后放入从他人移植来的子宫内进行孕育直至生产。子宫大多从母亲或姐妹移植而来，在海外也有移植死者子宫的案例，甚至还有由于性别认同障碍通过性别重置手术（变性手术）将子宫摘除后作为供体的案例。

无论怎样，由于是移植他人的子宫，因此必须使用抑制排斥反应的免疫抑制剂。观察一年后再将受精卵放入子宫期待妊娠生产。生产时采取剖宫产，产后为了避免免疫抑制剂带来的风险将移植的子宫摘除。在日本，相关医疗费大约需要 2000 万日元（约 120 万人民币）。

接受移植的人除了移植手术自身的风险之外，还有可以预见的其他各种风险。子宫提供者及出生的孩子也都可能面临这种风险。谁也不能保证完全安全，因此日本医学会也不会简单地做出同意此类手术的结论。

从医学角度来看，因罹患子宫肌瘤而摘除子宫的人也适合移植。在日本 20~49 岁没有子宫的女性有 6 万~7 万人。子宫移植的潜在患者数量巨大。虽然不能断言子宫移植有巨大的市场，但可以想象有很多人都期待着能通过自己的子宫生育自己的孩子。前文中介绍的日本 NHK 电视台的节目也以“新的治疗选择方案”为主题，对子宫移植进行了介绍。

节目一开始介绍称，在日本每五对夫妇中就有一对在进行不孕不育治疗。与国家对不孕不育治疗提供援助的瑞典相比，节目指出，不孕不育治疗大国日本的应对非常不足。瑞典在世界上首次成功实施了子宫移植也是得益于国家的支持。节目中有一位女艺人作为嘉宾登场，讲述了自己在国外通过代孕得到孩子的经过，并介绍了日本对于不孕不育治疗在理解上的偏差。

与嘉宾镇定自若的讲述形成对照的，是在瑞典负责采访的主持人。在节目中她满怀信心地介绍道，除了代孕“这一方式”外，子宫移植这种新的治疗方案也即将在日本开始实施。“新治疗方案”的“新”是相对于代孕这个“旧”的治疗方案而言，这也是这个介绍子宫移植的节目最让人震惊的地方，好像他们还完全没有意识到日本原则上依然是禁止代孕的国家。

当然，随着时间的变化人们对医疗技术的认识也会改变。体外受精技术就是一个典型的例子。通过体外受精出生的孩子越来越多。随着情况的变化，人们对这一事物的接受方式也会发生相应的变化。至于会向着什么方向变化没有人能预料，但我们也可以思考一下正在发生什么，以后还会发生什么。因此接下来我们不妨进一步了解一下生殖技术方面的相关问题。

第七章

器官移植与否？

“自主决定”以及孩子的权利

“自主决定”论

日本没有与生殖技术相关的法律，这在发达国家中属于例外。虽然有日本妇产科学会的公告，但公告并无约束力，只不过算是绅士协定。正是出于这种情况，1998 年，日本政府在厚生科学审议会的先进医疗技术评审部门设立了辅助生殖医疗技术的专门委员会。这个专门委员会的设立也使人们看到日本政府终于有了相关立法的动作。

在专门委员会提交的报告书中，对不孕不育夫妇通过接受第三方的精子、卵子、受精卵得到孩子表示认可。但该委员会计划在三年内通过禁止代孕的立法。

在向井亚纪夫妇案件的判决中，最高法院考虑了“想要拥有与自己有遗传学关联的孩子这种真挚的希望”以及“委托其他女性代孕这件事所涉及的社会普遍的伦理情感”这两方面的内容，提出将这类行为纳入法律规范。这里所说的“真挚的希望”是对自主决定权的总结。与“社会普遍的伦理情感”这种笼统的说法相比，可以明确看出对权利的主张。

但如果自主决定权可以行得通，那么几乎所有的法律法规都违反了这项权利。就算有再多的问题，只要当事人认可，那还算是问题吗？如果有人只能依靠代孕才能拥有自己的孩子，那么只要有人愿意帮他（她）生，就可以吗？只要没有影响到别人，就可以吗？

这么一说的确会让人难以继续反对下去。这种批评反对之声会被看作是无视弱者权利的无情言论。“想要拥有与自己有遗传学关联的孩子这种真挚的希望”，放在任何一个具体的案例中，谁都会觉得应该帮助他们实现这样的愿望。事实上，在向井夫妇的事被媒体大篇幅报道后，舆论调查显示反对代孕的人减少了。

其实在生命伦理相关问题上，几乎总会有一方坚持主张所谓的自主决定权。此时的自主决定权就仿佛一根魔杖。

古典自由主义与“自主决定”

日本哲学家加藤尚武指出，日本已经通过生命伦理普及了自主决定的理念。那么自主决定权的内涵是什么？这种理念的背后是古典自由主义。

加藤将古典自由主义用一句话概括为“具有判断能力的成人，对生命、身体、财产等所有属于自己的事物，在不危害他人的前提下，即使从理性角度来看对本人会产生不合理的结果，其本人也有决定的权利”。

古典自由主义中最重要的是，只要不危害他人就可以自由决定，这是自主决定权的核心。

提起伦理会让人产生一种印象，好像就是这也不行那也不行，有各种各样的限制和禁止。但其实古典自由主义只是禁止危害他人的行为，剩下的纯属个人自由。所以古典自由主义伦理又被称作最小化伦理。日本人通过生命伦理的问题学到了这个最小化伦理。

当然，如果将伦理作为支撑人类社会生活的道德法则，那么只有最小化伦理就够了吗？当然不是。只要不给他人带来实质性的伤害做什么都可以，这只会让我们的社会越来越难以生存。无视他人、旁若无人地横行，就算不会带来实质性伤害，也肯定会让其他人感到很不舒服。

但有时我们却不得不强调和主张个人权利，大多是在与人的生命相关的问题上。人们也已逐渐意识到了这一点。

“自主决定”能解决所有的问题吗？

“自主决定”指不受他人干扰自己决定自己的事。如果将关注点放在做出决定的主体——个人，则可以称之为自主性（autonomy)；如果将关注点放在做决定的个人领域，那么可以称之为隐私权。

这里所说的隐私不仅指个人的秘密，还包括个人可以决定的各种事务。因此在美国，法律上涉及自主决定问题时经常会使用隐私权这个词。

隐私权被承认的时间并不久。在美国，这个法律概念从 19 世纪后期才开始清晰成形。这也是个人逐渐获得法律层面自由的过程。进入 20 世纪后，在医疗问题中也开始提到隐私权。其中 1914 年施伦多夫案件的审判具有重要意义。

玛丽・施伦多夫由于腹部不适被送入纽约一家医院。由于怀疑有患恶性肿瘤的可能，她开始住院接受检查。医生为她施行麻醉后进行检查，判断其子宫中的肿瘤是恶性的，因此手术摘除了她的子宫。术后，玛丽认为手术是不合法的，因此提起了诉讼。因为她虽然同意进行检查，但医生没有告诉她会做手术。

在审判中法院支持了玛丽的诉求。法院认为："已经成人且具有健全精神的任何人都有权决定自己的身体是否要进行治疗"，"因此在患者没有同意的前提下进行手术的医生，必须对他做出的伤害负责"。在这里隐私权被认可为患者对自己身体的决定权。

这个判决是知情同意(informed consent)这种理念的起源之一。在医疗行为中，医生必须向患者说明，并得到患者的同意。这个说明及同意的程序被称为知情同意，现在是医疗行为的基本前提。

知情同意并非只是患者同意医生的说明，重点在于患者对自己的身体有决定权。即使专家判定某种医疗行为是必需的，但如果患者认为侵犯了对自己的自主决定权也是不行的。施伦多夫案件的判决明确了这一点。

在各种各样的个人提起的诉讼审判中，隐私权的观念逐步确立，这是个人在社会中为了划定自由生存空间而进行努力后得到的珍贵成果。这一点值得大书特书。

诚然，人是社会动物，不可能独立生存，和各种各样的人交往使我们产生了思维和行动。从这个意义来讲自己的事只靠自己就能决定显然说不通。但自主决定权的观念是不可缺少的，应该得到尊重。如果我们的社会不承认自主决定的存在，那该有多么可怕。

但自主决定权是万能的吗？能解决所有问题吗？恐怕不行。人命相关的问题大多都不能仅凭当事人的自主决定来解决。只能说“人是各种各样的”，各种怪事都会有。

寻根的权利

辅助生殖医疗技术专门委员会在2000年的报告中，同意不孕不育夫妇通过接受第三方提供的精子、卵子、受精卵得到孩子。

做出这种判断主要是因为这类情况早已是既成事实。

AID——非配偶者之间人工授精，自从1949年日本庆应大学通过这种方法帮助一对夫妻拥有自己的孩子后，AID一直是治疗男性不育的重要方法。这种方法是由夫妻之外的第三方男性提供精子，通过人工授精后生育。在日本通过这种方法出生的人数早已超过了1万人。

以前有人批评过AID，说这属于科学乱伦，会破坏原有的家庭关系。但不孕不育的夫妇想要拥有自己的孩子这种强烈的愿望，不仅不是破坏家庭关系，反而是在维护家庭关系。至少科学乱伦这种说法是不中肯的。

但是这种方法在长期使用后，开始出现一些人们最初没有意识到的问题。其中之一就是那些出生孩子的问题。

比如有的孩子刚开始懂事时会因为自己长得不像父亲而陷入烦恼。有的孩子经过调查发现自己是通过别人提供的精子出生的，因此开始寻找自己的生物学父亲。

一般来说在非配偶者之间人工授精时，夫妇及出生的孩子都不会得到精子提供者的信息。不明确精子提供人的身份是实施AID的大前提。

但是通过AID生出来的孩子由于不知道自己遗传学上的父亲是谁，有人就会在精神上产生极度的不安。甚至当罹患遗传性疾病时，如果不知道孩子的生物学父亲的遗传信息，对孩子来说就非常不利。

于是通过AID出生的孩子寻根的权利就被提了出来。日本于1994年批准了《儿童权利条约》，该条约中明确规定孩子有权知道自己父母的信息，并且要求缔约国确保实现这种权利。

实际上有的国家已经立法保障了通过AID出生的孩子寻根的法律权利。例如英国法律保障这样的孩子在成年后可以得到生物学父亲所有的身份信息，包括住址、姓名在内。

但是这样的国家并不多。在很多国家，法律上是否认可这项权利仍是个大问题。

例如，法国自2018年以来针对《生命伦理法》修订的讨论一直在持续，其中最大的争议就是该不该在法律上明确公开AID的精子提供人身份。出生于1984年的亚瑟长大后得知自己的出生来自匿名捐赠的精子，于是通过网络的基因检查信息找到了精子提供人并成功与其接触。这名男性在见面后告知亚瑟自己带有某种遗传疾病的基因。后来，亚瑟发现这名精子提供人还有多名孩子。因此他和同样是通过AID出生的律师妻子一起开展了一项运动，呼吁在法律上承认孩子知道自己生物学父母的权利。

实际上，日本在进入21世纪后就开始不断讨论与生殖技术相关的立法问题。日本厚生科学审议会辅助生殖医疗技术专门委员会提交了报告，认为应该承认这些孩子获知自己父母信息的权利，报告指出“年满十五岁的人，可以要求获得精子、卵子、胚胎提供人的姓名、住址等信息”。但是在那之后出台的关于辅助生殖医疗的法案并没有提到这一点。

2020年，日本通过了一项民法特别法案，虽然由于新冠疫情没有得到充分审议，但依然通过了。这项法案事关以第三方提供的精子或卵子出生的孩子的亲子关系。法律规定，提供精子的第三方男性为父亲，提供卵子并生育的女性为母亲。顺便一提，2017年3月，日本媒体报道了国内首例通过匿名的第三方提供的卵子出生的孩子。但是这项通过法律规定亲子关系的民法特别法案并未涉及AID孩子的寻根权利。原因之一是医疗相关方强烈反对，因为如果法律承认这一权利，那就不会有人愿意提供精子了，这会极大地影响到辅助生殖医疗的发展。

谁是当事人？

从AID孩子寻根权的问题可以看出，当事人的自主决定权固然重要，但人们却忽视了更重要的人——那个因此而出生的孩子。

当然，让还没出生的孩子参与决定是不可能的，只能是由孩子之外的“当事人”、行使权利的成年人来决定，也就是加藤尚武总结的“有判断能力的成年人”。日本刑法规定胎儿身体的一部分从母体出来后便开始拥有法律权利，而民法规定胎儿身体全部从母体出来后才开始拥有法律权利。至于做出法律上有效的意思表达能力的年龄则要更晚。因此不是仅凭当事人的自主决定就能说得过去的。

当事人的确深陷苦恼，令人同情。当事人的决定肯定也考虑到了即将出生的孩子。但因为同情、因为技术上可行就可以做吗？真的能理直气壮地说是为了孩子做出的自主决定吗？其实这个所谓的自主决定是在最应该做决定的当事人不在场的情况下做出的吧。

这一点不仅在辅助生殖生育中被人诟病，在残疾儿童停止治疗和产前诊断造成的选择性人工流产时也经常被提及。

婴儿和还未出生的胎儿自然无法参与任何决定，只能由婴儿和胎儿之外的人来决定，但这不能算作是行使自主决定权。

打着自主决定的旗号，但决定的不是自己的事，这难免让人感到不踏实。

父母能决定孩子的事吗？

回顾美国关于隐私权的审判历史，会发现隐私权所涉及的有时不仅是个人，也包括由家人做出的决定。例如较早的案例有1923年联邦最高法院对迈雅诉内布拉斯加一案的判决。在这个案件中，对小学生的教育内容的选择权被认定属于家长的隐私权。

依靠家长自律或家人代为决定的情况的确存在，但如果事情涉及生命，那么家人还能做决定吗？

在这里举两个美国的案例，分别是 1969 年肯塔基州上诉法院审理的斯特伦克诉斯特伦克案和 1972 年康涅狄格州高等法院审理的哈特诉布朗案。这些都是关于无法律行为能力者的器官移植案件。

在斯特伦克案中，28 岁的重症肾病患者托米·斯特伦克濒临死亡，医疗团队认为要挽救托米的生命除了移植肾脏别无他法，于是对其所有家庭成员进行了匹配性检查。

检查结果显示能匹配的只有比他小一岁的弟弟杰瑞。当时杰瑞住在肯塔基州的照顾精神发育迟缓者的专门机构，精神年龄只有 6 岁。因此作为监护人的母亲提起诉讼请求法律允许杰瑞提供肾脏。

在肯塔基州上诉法院于 1969 年做出的判决中，提供肾脏不仅对托米个人来说，甚至对杰瑞来说也是“有益”的，因此承认了母亲的诉求。因为杰瑞“在精神上和情感上”都依赖托米，“与贡献出一个肾脏相比，失去哥哥会使杰瑞受到更大的打击”。

而在康涅狄格州案中，父母提起诉讼请求在一对 7 岁 10 个月的双胞胎之间进行肾脏移植。在这一案件的判决中，首先强调了这对双胞胎是同卵双胞胎，出现排斥反应的风险较小，因此移植的危险性较低。与斯特伦克判决相同，经过比较是否移植的不同选择对家庭利益的得失，最终法院判决同意进行器官移植。

这两个判决都与无法律行为能力人的代理判断有关，在这里法理考量的利益的对比，成为提供器官正当化的依据。这两个判决也一直受到批评，人们认为这是对代理判断的“错误解释”和“滥用”。从中也可以看出依靠家人自律和家人的自主决定的危险性。

之后又出现了“供体婴儿”（donor baby），或者叫作“救世主兄弟”的案例。就是为了治疗生病的孩子再生一个最适合进行干细胞移植（脐带血移植及骨髓移植）的孩子。如果匹配度高就可以抑制排斥反应。匹配度可通过 HLA（人类白细胞抗原）来确定。对体外受精得到的受精卵进行 HLA 检查，然后只把匹配度高的胚胎送入子宫，就可以生出理想的器官移植提供人。

2000 年，世界首例婴儿供体提供的器官移植出现在美国的科罗拉多州，引发舆论热议。有一种由基因异常引起的先天性再生障碍性贫血，称为范可尼贫血，可能发展为白血病，为了治疗一位患有这种疾病的 6 岁女孩，患儿母亲生了一名男婴。医生用男婴出生时的脐带血进行了移植，治疗成功了。当初医生从 30 个胚胎中找出 5 个适合移植的胚胎，经过 4 次胚胎移植后才有了这名男婴。这姐弟两人无论是其他器官还是组织，都是适合相互移植的最佳关系。之后美国陆续发生类似的案例，10 年里大约实施了 200 多例。在英国，出于移植目的的生育是否合法的问题也引起过诉讼，最终法院同意在治疗血液疾病时使用这种生育。当然未必所有的婴儿供体的出生都会成为拯救亲人的感人故事。2009 年公映的卡梅隆·迪亚茨主演的电影《姐姐的守护者》正是反映这一题材的影片。

什么支撑着“自主决定”？

公平地说，生命伦理问题中虽然注重自主决定，但往往很难实现。正如最高法院在向井夫妇一案的判决中所说的“社会普遍的伦理情感”，虽然笼统模糊但也有一定道理。尽管如此，对于“真挚的希望”人们依然会不断提出要求。

问题不是这种自主决定论有缺陷，而是尽管有缺陷依然有支持自主决定的理由存在。

自主决定论在生命伦理中反复登场是因为医疗技术的进步推动着“真挚的希望”，也给这个希望的实现不断提供具体的方法。

比如辅助生殖技术，孤立地看，它只是一种对自然法则的技术性介入，是非自然的。像“外婆生外孙”这样的事是绝不会在没有人为干预的情况下发生的。

但是，这种非自然是为了解决没有孩子的状态而产生的。想拥有自己的亲生孩子这种非常朴实自然的个人需求，促使了这种新技术的出现。出自人类需求由人类开发出的技术，并不违反自然法则，也不该看作是人为与自然的简单对立。只能说人类都会怀有的自然情感产生了非自然的结果。

医疗技术不过是通过非自然的方式帮人们达到自然的结果。自主决定论反复出现正是这种自然情感的结果。

自主决定论的背后正是这种非自然方式支撑的自然情感。这里有人类试图超越自然、控制生命的强烈欲望。也正是这种欲望推动了技术的发展。

因此，即使这种理念有逻辑上的缺陷，也无人在意。也许我们该看一看人类的自主决定到底能走到多远的地方，那里才潜藏着我们最深的欲望。

第八章

治愈无望之时

加利福尼亚州《自然死亡法》及昆兰案

从出生到死亡

自我决定权和隐私权，这些观念不仅适用于人的出生，也同样适用于人的死亡。既然生命是一个持续的过程，那这些观念自然适用于任何一个阶段。

例如在第四章中提到的“不当生命”诉讼。这场诉讼和“不当出生”诉讼不同，最初由于没有诉讼理由被驳回，但是进入20世纪80年代后诉讼的理由得到了承认，法院做出判决要求赔偿原告的损失。

第一个判决是加利福尼亚州最高法院在1982年做出的。原告方认为医院事先没有尽到告知义务，导致他的第二个孩子也罹患遗传性重度听力障碍，于是提起了诉讼。加利福尼亚州最高法院认为不能断言孩子的这种状态比不出生好。

法院判决的依据是加利福尼亚州法律中承认临终患者有终止治疗的权利。这项法律认可在一定的条件下，临终患者可以拒绝继续治疗，并选择死亡。

当生存和死亡做比较时，可以允许人选择死亡。正是基于这种观念，法院在“不当生命”的案件审理中做出了上述判决。

加利福尼亚州的《自然死亡法》

首个认可“不当生命”诉讼的是加利福尼亚州最高法院，这具有象征性意义。因为在美国各州中，加利福尼亚州是第一个制定这类法律的州。

加利福尼亚州《自然死亡法》制定于1976年。这里所称的“自然死亡”指放弃医疗措施把生命交给自然过程来迎接死亡。法律要求当患者希望停止治疗而选择“自然死亡”时要事先准备好“给医生的指示文件”。当两名医生证明患者处于临终状态、主治医生判定治疗只是人工延缓死亡时，这个指示文件就具有了法律效应，自然死亡就会被认可。

这个自然死亡在广义概念上包括“安乐死”，因为安乐死指“为了将没有救治希望的病人从痛苦中解放出来，终止延续生命的措施，提前让病人迎接死亡”。

在这里“终止延缓生命的措施”不同于积极安乐死，而是属于消极安乐死。积极安乐死也被称为“怜杀”(Merg Killing)，是指采用积极的措施去结束重危病人痛苦的生命。消极安乐死(Letting-die)是指停止对重危病人的治疗措施，停止对病人的营养支持，尤其是指停止使用现代医学设备和手段抢救病人，使其自然离逝。

加利福尼亚州《自然死亡法》是消极安乐死首次在美国通过立法获得认可。

提出这个法律提案的是加利福尼亚州议会的民主党议员巴里·基恩。他提出这个提案是因为自己曾经的经历。

基恩是一名律师，在成为议员之前他有一位邻居患上了晚期癌症。邻居的丈夫不忍看着妻子饱受病痛的折磨，因此来找基恩咨询，是否能按照本人的意愿，撤掉营养管和人工呼吸器。

基恩认为应该满足病人的愿望，并与相关各方进行了沟通。但无论如何也找不到允许停止治疗的法律依据，因此无法满足这位邻居的愿望。后来基恩的岳母也罹患晚期癌症，和邻居面临同样的情况。他的岳母签署了请求限制治疗的“生前预嘱”（living will）。通常遗嘱是在订立人死后才生效的，而生前预嘱的目的则是在订立人生前发挥效力。在这份文件中，患者在还有行为能力时，做出要在临终状态时停止治疗的决定。

当时关于生前预嘱已经有过几个文本。最有名的是美国安乐死协会的文本。但这个文本只是一个团体拟定的请求书，缺乏强制力。因此美国安乐死协会不仅通过各种方式推广这个文本，还开展了将这一文本写入法律的活动，但并未成功。基恩的岳母也因为生前预嘱没有法律效力而未能如愿。

于是，1974 年基恩当选为议员后便立即向州议会提出法案，要求承认“不愿通过医学手段延续生命的人拥有选择死亡的权利”

这一要求。但这个“死亡权利法案”遭到强烈反对。

强烈反对这个法案的天主教保守派认为，联邦最高法院对罗诉韦德案的判决借用了隐私权允许自主决定的名义，却忽视了弱势群体的生命。同样的情况不能在生命即将终结时再次出现。基恩法案如果通过就是放任纳粹主义卷土重来。当年的纳粹大屠杀就是针对残障儿童和成人的“安乐死”计划，这一点是不容忘却的。

持批判意见的保守派从拥护生命的立场出发，开展大规模的抗议运动，强烈反对“死亡权利法案”。

但基恩在最初的法案被驳回两年后，将该法案的名称从比较激进的“死亡权利法案”改为“自然死亡法案”后再次提交。这次顺利通过了，因为加利福尼亚州民众的意识发生了大幅变化。

基恩第一次提出的法案未能引起人们的关注，但对于反对派提出的法案涉及纳粹主义的批评也没有人积极响应。当时，没有人觉得临终医疗是一个迫切需要解决的问题。

两年后情况发生了变化。人们开始关注临终医疗问题，认为患者需要签署文件决定自己的生死。当时的舆论调查显示，在加州的海岸地区赞成自然死亡法的民众多达96%。这就不得不提及同时期发生的凯伦·安·昆兰案件对此产生的巨大影响。这一案件使人们首次意识到临终医疗问题可能发生在我们任何一个人身上。

要求获得“死亡权”的审判

昆兰案件是1975年至1976年间发生在美国新泽西州的案件。

1975年4月14日深夜，当时21岁的凯伦·安·昆兰(Karen Ann Quinlan)由于急性药物中毒昏迷被送往医院，为了治疗使用了人工呼吸机。5月，家属被告知昆兰没有希望恢复意识了。

9月12日，昆兰的父母提起诉讼，要求停止对女儿的治疗。他们希望能撤掉人工呼吸机，让女儿回到自然状态迎接死亡。于是媒体争相报道这个寻求“死亡权”的审判。

昆兰的病情被诊断为“持续性植物状态”。“持续性植物状态”和平时常用的“植物人”的说法不同，是在1972年提出的一个医学术语。这个名称用于临床上有相应症状的意识障碍患者，并没有歧视意味。但由于“植物”这一说法听上去有歧视的含义，因此现在日本多使用“迁延性意识障碍”的说法。

这种状态的患者从最初的重度昏迷状态苏醒后，白天会睁开眼睛，晚上会闭上眼睛。但患者从一般意义上来说完全没有意识，无法进行交流。

昆兰就是典型的持续性植物状态，并且她的病情非常严重，包括主治医生在内的多名专家都认为如果没有人工呼吸机她的生命就无法维持，只要撤除人工呼吸机昆兰很快就会死亡。审判就是在这个前提下进行的。

原告方请求的依据也是隐私权。死亡是个人隐私，选择哪一种死亡方式应该由个人自己决定。如果法律承认这一点，就应该允许患者拒绝无效治疗和选择死亡的权利。

人们很容易理解对生存权的主张，也很容易想象不得不主张生存权的情况。但是与生存权相比主张死亡权听起来就有些奇怪了。不过，要求法律认可原本就难以摆脱的自然死亡，并将其作为一种权利加以主张，这一点自有其意义。

这里所说的死亡权并不意味着自杀的权利。在昆兰案件之前，考虑到医患双方的立场，美国已经开始将临终患者的“积极安乐死”称为“死亡权”。

安乐死是实施人和被实施人之间达成协议的一种行为。在死亡权这种说法中，实施这个行为的人和被实施人的关系纠缠在一起，因此这个说法可能听起来很奇怪。总之，本来是寻求积极安乐死的“死亡权”主张，以昆兰案件为契机，变为寻求消极安乐死的要求停止治疗的权利。自此之后，美国人开始普遍接受“死亡权”这种观念。

家属可以替亲人做决定吗?

1975 年 11 月，美国新泽西州高等法院对昆兰案件做出了一审判决。昆兰家人的诉讼被驳回。

新泽西州高等法院的缪尔法官认为，一般来说不否认临终患者对治疗的拒绝权，但隐私权是自己决定自己事务的权利，没有证据能表明突然病倒、陷入昏迷的昆兰有拒绝治疗的意愿。并且专家认为只要使用人工呼吸机就可以长期维持她的生命，因此法院并不认为昆兰处于临终状态。

缪尔法官说他非常理解昆兰家属的苦恼。但是，就算是家人也不能替患者本人做出停止治疗的决定。所谓“患者不愿意在这种状态下继续活下去”只是家属的推测。人只要活着，就应该最大限度尊重人的生命，这是社会存在的根本。法律不能通过他人的判断来允许某人的死亡，这种死亡权不应该得到承认。一审重视的是现在昆兰依然活着的事实。

然而到了第二年的 3 月，新泽西州最高法院却做出了和一审完全相反的判决。根据这个判决，在主治医生判定患者的意识“全无恢复的合理可能性”、患者的监护人和家属决定停止使用维持生命的设备，且医院伦理委员会等机构认可的情况下，“可以撤除现在的维持生命的设备”，并且新泽西州最高法院明确表示，撤除维持生命的设备的“所有相关人员将不会在刑事及民事上被问责”。

这是美国审判史上首次承认“死亡权”。判决首先承认隐私权是一个概括性的概念，“包括在特定情况下患者决定拒绝医学处置的权利”。

但在昆兰案件中，问题的焦点并非临终患者拒绝治疗的权利，而在于是否要停止治疗的问题。一审法院认为昆兰并非临终患者，而且也无法确认她本人的意愿，因此不适用隐私权。但新泽西州最高法院认为这个判决虽然理论上可能是正确的，但考虑到昆兰的实际情况却是不合理的。

新泽西州最高法院认为，可以合理推测，如果在审理过程中出现奇迹，昆兰突然恢复意识，知道了自己的病情，也会要求停止治疗。她只不过是被强迫活着，虽然维持着生命活动，但实际上昆兰的状态已经不能说是活着。因此她的父母提出撤除人工呼吸机的要求是正当合理的。他们的诉求与“绝大多数社会成员”所可能做出的判断是相同的。

停止治疗的判决一般以隐私权为依据，隐私权是患者的权利。但按昆兰的情况，要通过隐私权来认可停止治疗，只能依靠各种推测。这意味着“死亡权”所包含的原本别扭的观念已经成为绝大多数社会成员应有的权利。至少对卧病在床、无法出庭的昆兰来说，死的“权利”曾经只是遥远的存在。

昆兰案件的前因后果被媒体详细报道，让人们大为惊叹。在这个案件被报道之前谁也没想过会发生像昆兰这样的事。但是通过这个案件，临终医疗问题突然成了热议的话题。这个案件发生在非常普通的家庭中，谁都可能会成为昆兰或她的家人。这也是现代医疗体系下一个典型的有关死亡的案例。

在法庭上产生争议的前提是如果撤除人工呼吸机昆兰就会死，但如果不撤除人工呼吸机她就会一直保持无意识的状态躺在病床上。这样一来死亡就成了非自然的、可人为控制和选择的。这种可能性令人们吃惊。

同样吃惊的还有新泽西州最高法院的法官们。负责书写判决书的主审法官后来成了州长，他回忆判决时的情形时说，比起法理的规定，他当时更愿意尽快将这个家庭从困境中解脱出来，因此才做出了承认他们诉求的判决。

让无法自己做出决定的人行使自我决定权，这是不可能的，但新泽西州最高法院的判决是顺应社会舆论，按照大多数人的想法，在了解这种不可能的前提下做出的判决。社会舆论大多都同情这个家庭的遭遇，赞成他们让女儿离去的决定。

现代医疗制造的“怪物”

舆论对昆兰家人产生同情的原因有几个。其中之一是媒体传递出的昆兰父亲的形象。她的父亲反复对媒体强调他并不是想要女儿死，只是想让她回归自然的状态，这也是他们的信仰。这位虔诚、寡言的父亲为了能让女儿得到解脱而向法律求助的形象引起了人们的共鸣。

共鸣的背后是在审判过程中形成的对现代医疗的强烈恐惧感。

在昆兰案件中，作为现代医疗技术进步的象征，人工呼吸机备受关注。20世纪50年代为治疗在全世界流行的骨髓灰质炎(小儿麻痹)，人们发明了人工呼吸机，之后迅速在医疗一线普及，并使得急救成功率大幅提升。即使是心肺衰竭的患者，送到医院使用人工呼吸机，再辅以各种设备和药物治疗，有些人不仅能挽回生命，甚至能奇迹般地恢复健康，回归社会。

医生出于同样的目的为昆兰使用了人工呼吸机。但事实上她没能好转，而是陷入了濒临死亡又无法死亡的状态。使昆兰一家陷入困境的正是先进的医疗技术，而这种情况谁都可能遇到。因此人们开始意识到医疗技术的进步是把双刃剑。

在昆兰案件中人们的这种认识伴随着一种强烈的印象——认为昆兰是现代医学产生的“怪物”。这个印象在一审的审理过程中形成并开始影响人们的观念。

昆兰案件刚出现时，由于昆兰毫无意识地躺在病床上，在媒体报道中给人一种“睡美人”的印象。但随着案件的审理，在人们的印象中昆兰不再是睡美人，而只是被医疗技术强行维持生命的

“活死人”。

这种对医疗的印象未免有失偏颇。治疗可能顺利，也可能不顺利，正是在这种成功与失败交织的过程中医疗技术才会不断发展，我们应该着眼于技术发展带来的更多救治的可能。但这种说法在“活死人”这一形象面前显得不堪一击。

旁听庭审的记者科伦在他的著作《凯伦·安·昆兰——永恒生命时代之死》中有如下表述：

> 医生们有了现代化设备完善的急救治疗室、手术室、集中治疗室就能创造出医学奇迹，这是《弗兰肯斯坦(科学怪人)》的作者雪莱夫人天马行空的想象也无法企及的……
>
> 和维克多·弗兰肯斯坦博士一样，医生们也是满怀期望的。但同样也和维克多·弗兰肯斯坦博士一样，医生们有时也可能制造出怪物。这个怪物不像深夜电视节目中出现的怪物那样因为嗜血而横冲直撞、伤害儿童，让村民们闻风丧胆。但怪物就是怪物，怪物的存在本身就会使家庭遭到破坏，生活陷入困顿。
>
> 现实中的怪物身心都受到了巨大的、无法挽回的伤害，甚至自己和家人都无法认出他们到底是谁。他们只不过在生物学意义上活着。他们就是在美国所有治疗室

和养护机构中躺着的更多的凯伦·安·昆兰。

弗莱彻的观点：死亡权与“怪物”

但昆兰案件并不是首个将临终医疗与“怪物”这种印象联系在一起的案件。可以说医疗进步制造的“怪物”形象早在昆兰案件之前就已经与“死亡权”联系在一起了。

美国生命伦理的先驱者之一约瑟夫·弗莱彻，在日本曾经作为“情境伦理学”的代表性思想家而被人们熟知。弗莱彻是美国最早主张“死亡权”的人。早在1960年，他在《患者的死亡权利》一文中就以自己医院牧师的经历，对现代医院的死亡进行了论述，这是对“死亡权”典型的论述方式。

弗莱彻强调说“充满爱的告别和庄严的最后留言，这种古典的临终场面实际上已经是过去时了”，并且“在还能保持尊严体面时谈论‘死亡权’的问题，这不是医学的失败，而是医学的成功”。随着科学技术的进步，“以前可能会死亡的患者，大多生命得到了延续”，带来的结果是“生命和死亡过程的双重延长”。

弗莱彻提到，在临终患者病房工作的实习生查房时偶尔会不无冒犯地说：去给病床上的“植物浇水”。弗莱彻也提到了“怪物”这个词，“在生命的诞生阶段不使用技术让‘怪物’起死回生的医生，在生命终结的时刻也不会通过技术把人变为‘怪物’”。那么该如何避免上述情况的发生呢？弗莱彻提出了“死亡权”的问题。

弗莱彻提出的“死亡权”主张并非仅仅是停止治疗，他还支持积极安乐死。弗莱彻认为，要解决医疗进步带来的生死问题，那种将生死作为自然结果的想法就是最大的障碍。因为随着医学的进步，人类可以人为地控制生死。人类必须正视这个问题，不仅要控制生，还要负责任地控制死。弗莱彻希望能通过包括积极对待安乐死在内的方式来阻止“怪物”的出现。“死亡权”就是主张人为地控制死亡。

昆兰案件之后

新泽西州最高法院的判决下达后的 5 月 22 日，昆兰身上的人工呼吸机被撤除。

但在撤除人工呼吸机，审判还未结束的时候，发生了谁也没有预料到的事——濒死的昆兰开始自主呼吸，开始通过自己的力量活着。至少当时的媒体报道给人如此印象。昆兰最终停止呼吸是在审判结束九年后的 1985 年。

但是，昆兰并非依照判决撤除了呼吸机后突然开始了自主呼吸。现实情况是在审判中医院害怕昆兰死在医院里，因此拖延了撤除人工呼吸机的时间。在持续性植物状态下掌管基本生命活动的脑干部分还在发挥功能，因此患者即使不依赖人工呼吸机也有可能自主呼吸。医院是在确认了昆兰脑干功能完整后才撤除人工呼吸机的。

其后，医院在确认昆兰可以进行自主呼吸后，认为她已经不需要住院治疗，要求家属转院。家属最终找到了可以接收昆兰的医疗机构，在那里昆兰的生命得以延续。这是多么残酷的事实啊！即使有了新泽西州最高法院的判决，昆兰和家人想要从科技束缚中解脱出来的要求也没能得到满足。

纳入法律框架

昆兰案件之后美国开始了关于生前预嘱的立法。

在加利福尼亚州《自然死亡法》通过之前，已经有 15 个州提出过同样的法案，不过最终都未能通过。但加利福尼亚州《自然死亡法》通过后情况发生了变化。到 20 世纪 80 年代初，美国几乎所有的州都通过了同样的法律。正如很多评论家指出的那样，美国昆兰案件成为人们共同的经历，成了考虑死亡问题时的分水岭。医疗产生“怪物”的印象非常强烈，并带来了巨大变化。

这一案件的经过充分展示出了社会反应机制。在决定如何应对时，人们不是靠冷静的判断，而是凭借某种有影响力的印象。

在约翰斯·霍普金斯案中出现的宗教学家古斯塔夫森认为，兴起于美国的生命伦理学已经发展成一项产业，他指出目前人们探讨的生命伦理问题大都是来自媒体。媒体理所当然会用博人眼球的方式来展开问题。有时为了打动大众，难免做出夸张的描述。这一点在昆兰案件中充分体现了出来。“昆兰是‘怪物’吗？”就非常有冲击力，甚至催生了新的法律。但这样的法律解决问题了吗？这一点令人怀疑。

确实，在美国由于有了相关法律，当本人的意愿明确时可以停止治疗。但本人的意愿该如何明确？当本人的意愿无法明确时又该如何？

和日本相比，美国的生前预嘱更加普及，但并非人人都有这样的文件。实际上在美国也有人指出这样的文件在实际应用时，大多数时候是没有用的。在昆兰案件发生后有多起诉讼都是围绕着各种各样的治疗停止的，可见生前预嘱并不能解决问题。

昆兰案件将死亡权的主张限定在消极安乐死上，但谁也无法保证事情不会变化。实际上在那之后的主张死亡权的运动，都在推动积极安乐死合法化。

不论是否主动要求，死亡也一定会到来。当死亡到来时，从患者的角度出发，与其依赖法律，不如找到充分理解患者的可信赖的医生，在医生的主导下，一边接受治疗一边迎接死亡，这应该是最现实的。

即使生前预嘱合法化，也不能保证人们获得更好的医疗。至少在我们被特定的印象驱使去做出任何匆忙的决定之前，还有很多需要认真思考的问题。

| 第九章 |

尊严死与安乐死

射水市民医院事件与尊严死运动

日本关于安乐死的讨论

关于临终病人终止治疗的问题，近年来在日本也引起了广泛关注。日本的情况与上一章提到的昆兰案件后美国的情况有些相似。

以前像昆兰案件这样临终患者终止治疗的问题在日本并没有受到太多关注。日本媒体以往一直关注的不是消极安乐死，而是积极安乐死的问题。

在世界范围内，日本是较早提出积极安乐死“违法事实不能成立”条件的国家，这就是 1962 年名古屋高等法院对山内案件的判决。在 1995 年的东海大学安乐死案件中，横滨地方法院又将山内案件中提出的条件总结为四条，一直沿用至今。

东海大学安乐死案件指 1991 年日本东海大学附属医院的医生，在患者家属不断请求下，为解除患者痛苦，给长期陷入昏睡状态的晚期癌症患者注射氯化钾原液致患者死亡的案件。这是日本第一起有医生参与的安乐死案件，因此媒体争相报道。①

---

① 这名医生后来因杀人罪被起诉。由于这次安乐死并不是患者本人而是患者家属要求的，因而不属于受嘱托杀人，而是杀人罪，横滨地方法院最终判定这名医生有罪，处以 2 年有期徒刑，缓刑 2 年。

在这个案件的判决中，横滨地方法院总结出了四条“医生对临终患者的致死行为可作为积极安乐死而被容许的条件”：(一)患者不堪忍受肉体的痛苦；(二)患者无法避免死亡且已濒临死亡；(三)已经使用了所有消除和缓和肉体痛苦的方法且没有其他代替手段；(四)患者明确表示有缩短生命的意愿。

另一个例子是 2002 年的川崎协同医院案件。1998 年一名失去意识的男性患者因被注射肌肉松弛剂死亡。2002 年，其主治医生因杀人嫌疑被逮捕并起诉。在 2005 年横滨地方法院的一审及 2007 年东京高等法院的二审中，虽然判决书的陈述稍有不同，但均认定杀人罪成立。最终在 2009 年 12 月日本最高法院终审判决杀人罪成立。

东海大学安乐死一案之后医生参与的积极安乐死案件虽然不时会见诸报端，但临终患者终止治疗依然属于消极安乐死的范畴，因而几乎不被人关注。2006 年，事态突然发生了变化，起因是当年 3 月曝光的射水市民医院事件。

射水市民医院事件

2006 年 3 月 25 日，媒体集中报道了富山县射水市的一场新闻发布会。在 2005 年 10 月，射水市民医院一位 50 岁的外科医生试图撤除一位78岁住院患者的人工呼吸机，医院对此进行了调查。

当天的《读卖新闻》以《撤除七名患者的呼吸机　富山射水市民医院50岁医生疑参与安乐死》为题刊登了如下报道：

> 据25日报道，富山县射水市民医院外科医生撤除7名住院患者的人工呼吸机致7人死亡。……该市表示该外科医生从1995年4月开始在这家医院工作。去年10月该医生向院长提出想要撤除自己负责的一名年近80岁的患者使用的人工呼吸机，遭到院长拒绝。……医院因此开始进行内部调查，确认曾有7名患者被这名外科医生撤除人工呼吸机致死，遂向县警察厅报警。该医生目前停职在家。

两天以后富山县警察厅通报称“此事被发觉时，是当事人患者(男性，时年78岁)住院三日后，外科医生企图撤除他的人工呼吸机。这种行为是欠考虑的，并且是特例”，相关人员因此接受调查。

这个问题是由于偶然事件被揭开的。在平成年代的医院大合并中诞生的射水市民医院是一家公立医院，为了重整经营，新任院长上任之后采取了各种改革措施，其中之一就是把内科病区的空床位给外科使用。

负责该病区的内科护士对外科医生发出的停用人工呼吸机的指示表示怀疑。从内科护士的角度来看，撤除这些患者的人工呼吸机是不可想象的，她们无法理解外科医生的指示。护士向院长报告，于是此事才被发现。

舆论的转变

最初舆论对这名医生大多是持批评态度的。人们认为他没有确认患者本人的意愿，也没有和医院相关人员商量就撤掉了人工呼吸机，完全是自己的个人行为。

在东海大学安乐死案件中，横滨地方法院的判决对于安乐死提出了法律上容许的大前提，那就是被实施安乐死的当事人要有实施的意愿。消极安乐死也是基于同样的原则，必须尊重当事人的自主决定权。

但之后媒体的风向开始转变。

案件发生半年后，日本富山电视台制作了一期标题为《停止延长生命的治疗——射水市民医院发生了什么?》的节目。

节目中，这名医生以真实身份出镜，他强调了以救治生命为目的的治疗和以延长生命为目的的治疗两者的区别。他坦然为自己辩护：撤除人工呼吸机是为了停止无意义的延长生命的治疗。

节目还提到，医生虽然没有确认患者本人的意愿，但这不是医生独自做出的决定，而是和患者家属协商后的结果，家属也对医生表示了感谢。

与之形成鲜明对比的是报警的医院，尤其是刚刚上任的院长。在播放出的节目中能看到记者在新闻发布会上不停地追问院长：医生和患者以及家属是如何沟通的？而院长只会回答具体情况不得而知，整个案件已交给了警方。给观众留下的印象是，告发这件事的医院一方完全没有考虑患者家属的意见。

在这种对比下，家属对于医生并没有不满这一点对舆论影响很大。这个电视节目也在2006年获得了电视纪录片大奖。

在射水市民医院案件之后，终止治疗问题在日本开始受到关注。

日本尊严死协会

关于临终患者终止治疗问题，日本有些团体很早就开展了生前预嘱运动，日本尊严死协会就是其中之一。这个协会成立于1976年，创始人是医生兼国会议员太田典礼。这个协会最初的名称是“日本安乐死协会”。

太田典礼出生于医生世家，是一位妇产科医生，因为发明了太田环这种避孕工具而出名。他是日本计划生育运动的重要人物之一，是第二次世界大战中倡导多生多养时代的逆行者，因此曾因违反《治安维持法》而被捕。战后被释放并成为国会议员，参与了日本《优生保护法》的制定。

太田还积极推动支持安乐死的运动，成立日本安乐死协会。这个协会后来更名为“日本尊严死协会”并一直沿用至今。

日本尊严死协会东海支部于 2007 年出版了《我决定的尊严死——对“不治之症和晚期疾患”的具体提案》。这本书的出版也受到射水市民医院一案的影响。

书中回顾了日本尊严死协会的发展历程，指出“在大多数情况下，过于先进的延长生命措施对于不治之症、晚期疾患以及无法恢复的持续性植物状态患者来说，反而会强制性增加他们的痛苦，冒犯了生命的尊严”，因此“自然会产生拒绝延长生命措施的运动”。

“尊严死”与“安乐死”

正如日本尊严死协会所强调的那样，“尊严死”一词在日本只限定于昆兰案件中引发问题的临终患者终止治疗问题，以示和积极安乐死的区别。

也就是说，尊严死指终止以无意义延长生命为目的的医疗行为，让患者自然迎接死亡。从这个意义来说射水市民医院医生的行为也适用尊严死这个说法。

但是，尊严死的意思并不仅仅是停止治疗(消极安乐死)。

什么是尊严？不同的人站在不同的立场上会有不同的答案。1994年美国俄勒冈州制定了《尊严死亡法》，使其成为美国第一个准许医生为疾病晚期患者开处方以加速死亡的州(俄勒冈州法规特别指出这些死亡不是“自杀”，而是尊严死)。

和“死亡权”一样，“尊严死”也不仅限于消极安乐死。与“安乐死”相比，“尊严死”虽然听起来比较顺耳，但更应该引起人们的注意。

尊严死的合法化趋势

和美国安乐死协会一样，日本尊严死协会也在推动生前预嘱文件的普及。这个文件被称为《尊严死宣言书》(2017年7月名称变更为《生前预嘱——Living Will——临终医疗事先指示书》，文中语句也稍有修改)，具体要求有：

①当我的病情被诊断为现代医学条件下的不治状态，

已经濒临死亡时，我拒绝一切延长生命的措施。

②此时请尽最大限度缓解我的痛苦。可以使用镇静剂等副作用可能会使死亡提前的药物。

③当我连续数月陷入植物状态时请停止一切维持生命的措施。

希望加入日本尊严死协会的人只要在这个宣言书上签字盖章后提交给协会就完成了登记，本人会收到两份副本。协会建议一份副本由本人留存，另一份由第三人保管，必要时提交。

根据《我决定的尊严死》一书记录，当时协会约有会员 12 万人，有 9 个支部，在全日本范围内积极地开展活动。不过，这个《尊严死宣言书》并没有法律约束力。生前预嘱运动在日本面临的情况和加利福尼亚州《自然死亡法》制定之前的美国是一样的。

因此日本尊严死协会从一开始就致力于推动生前预嘱的合法化。2005 年还组织了 14 万人签名向国会请愿。请愿的结果是由跨党派的国会议员组成的“尊严死法制化议员联盟”成立。

此后不久的 2006 年就发生了射水市民医院案件。案件一经公布，“尊严死法制化议员联盟”就提出尊严死的合法化“刻不容缓”，并且在 2007 年 6 月公布了“尊严死法案”的纲要。

该纲要针对的是经过治疗无法挽救，已处于临终状态的患者。15 岁以上的此类患者，只要本人书面表示终止治疗的意愿，经主治医生以外的两名医生检查并判定患者为临终状态时，可以停止治疗。

1985年美国统一州法委员会通过了《临终患者统一权利法》，至少在法律层面上承认了临终患者拥有终止治疗的权利。这对于日本以尊严死合法化为目标的人来说是一个成功的榜样。

厚生劳动省的指导方针

日本还是有很多人反对通过法律确定临终患者的终止治疗权。因此在射水市民医院案件发生后，有许多人提出应该通过发布指导方针的方式来解决这个问题。

2006年9月，日本厚生劳动省公布了《关于临终医疗的指导方针(草案)》[以下简称《指导方针(草案)》]。

该《指导方针(草案)》指出，为了避免因主治医生独断造成的失误，需要由包括护士在内的多名专职人员组成的医疗团队做出判断。在确定治疗方针时也要根据可确认患者意愿与无法确认患者意愿两种方式，分别履行程序。

可以确认患者意愿时，医疗团队要和病患充分沟通后决定治疗方针。无法确认患者意愿时，原则上需要与家属沟通，当家属意见有分歧或没有家属时，则由医疗团队决定治疗方针。在任何

情况下，当医疗团队意见有分歧或与患者无法达成一致时，需要求助另行设置的由多名专家组成的委员会。(见图 9-1)

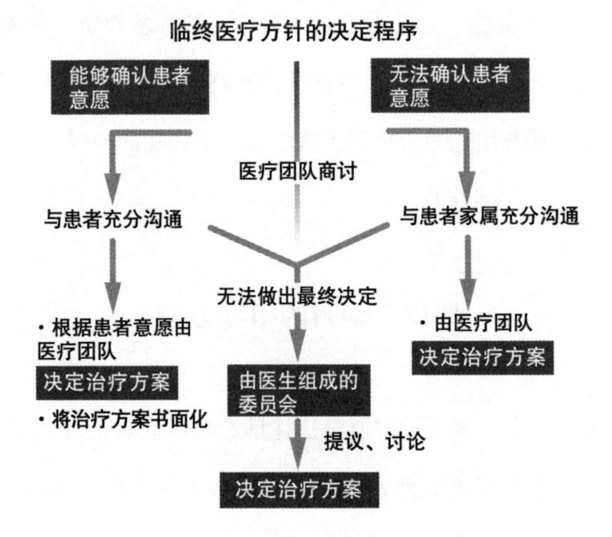

图 9-1 临终医疗方针的决定程序

出处：日本《读卖新闻》2006 年 9 月 15 日晨刊

急救医学会的建议

对于日本厚生劳动省发布的《指导方针(草案)》，许多医疗专家认为过分拘泥于程序。在这个基础上日本急救医学会于 2007 年 11 月发布了《对急救医疗中的临终医疗的建议(指南)》(以下简称

《建议(指南)》)，指出“当患者处于临终状态且满足一定条件时，可终止治疗”。

首先该《建议(指南)》强调临终的定义是指急救情况下的临终，慢性疾病导致的临终期并不属于这个范畴。在这个前提下将临终定义为四种：(一)被诊断为不可逆转的全脑功能不全时；(二)生命依赖人工设备，维持生命所必需的器官具有不可逆转的功能不全，且没有移植等替代手段时；(三)没有可进一步进行的治疗，即使继续现在的治疗也会在数日内死亡时；(四)在积极治疗后发现患者处于不可恢复的疾病晚期时。

停止治疗的具体方法有四种：(一)停止或撤除人工呼吸机、心脏起搏器、人工心肺等装置；(二)停止人工透析、血液净化等治疗；(三)通过改变人工呼吸机设置或升压药给药量来改变呼吸管理及循环管理的方法；(四)限制或中止水分或营养的补给。

根据这个《建议(指南)》，当主治医生之外的多名医生客观判定患者处于临终期时，需要向家属说明即使继续治疗也没有挽救的希望。如果家属同意，在签订协议后即可终止治疗。

东京高等法院对川崎协同医院案件做出的二审判决(2007年)中指出，对于临终患者的终止治疗问题，“需要制定有关尊严死的法律或相应的指导方针”。

书类送检和不起诉

射水市民医院案件中共造成了7名患者的死亡。其中6名患者的主治医生是外科主任，另1名患者的主治医生是外科副主任。2008年7月有报道称警方对这两人以杀人嫌疑向富山地方检察院递交了起诉文件。

据警方说，两名嫌疑人明知撤除呼吸机患者就会死亡，因此将两人以杀人嫌疑起诉。但鉴于遗属并没有要求严惩的意愿，且考虑到目前没有终止治疗的具体规定，因此富山县警察厅在新闻发布会上明确表示“不会予以严厉处罚”。第二年这一案件果然以不起诉告终。

根据《朝日新闻》7月24日的报道，这名外科主任表示：“作为一名遵循人道的医生，这是经过深思熟虑后的行为。撤除呼吸机是最好的方法，是医生应该做的。既然做了我就会承担相应的责任。”院长则表示：“从伦理道德的角度看，这两人并非无辜。”

富山县警察厅的反应顺应了舆论。随着事件被逐步报道，大多数人开始同情这位外科主任。

虽然在这一案件中，舆论对当事人态度的转变不像昆兰案件中“怪物”带给人们的印象强烈，但也能说明人们对于临终医疗或在医院中死亡这个话题还是感到恐惧或带有负面印象的。面对意面症候群[1]这样的状态，勉强使用最先进的设备就能延长生命吗？民众对此是怀有恐惧心理的。这也是为什么在这一案件中，人们并没有强烈要求严惩医生的原因。

但如果最终决定案件是否会被起诉取决于舆论的走向，那未免太奇怪了。因为这样一来就不需要法律了。法律也好，警察也罢，他们的出现似乎成了为制定同意终止治疗的法律或指南的一个幌子罢了。

遗留问题

在射水市民医院案件中还有很多让人无法释怀的事。比如那位高调在媒体露面的当事医生。在富山电视台的节目中，当事医生重视患者家属的感受，对医院和警察的无理态度绝不妥协，这些都让观众产生了共鸣。这位原外科主任谈起自己撤除人工呼吸机一事时也的确能言善道。

正在此时，日本作家中岛 Michi 出版了《“尊严死”有尊严吗？——从某呼吸机撤除事件想到的》一书。书中通过细致的采访对整个事件进行了详细记录。

---

① 指在治疗的过程中各种情况像盘中的意大利面一样毫无头绪、情况复杂。

书中所描述的事实发人深思。媒体所呈现的外科医生的“善”与医院院长的“恶”这种印象是错误的。那位医生所谓的遵循人道也不过是大众的错觉。

有一位心理学家朋友曾在闲聊时说过，面对人类生死的医护人员很容易产生全能感。所谓全能感指感觉自己受到全权委托，对于他人的生命有决定权。之所以会聊到这些，是因为当时英国逮捕了秘密对多名患者实施安乐死的医生，法国也发生了由护士引发的安乐死事件。

当然这些案件都是在极端情况下发生的，并非所有的医护人员都有全能感，都会去行使“这种权利”。而且这种所谓的全能感也不仅限于医护人员。但我那位心理学家朋友认为如果不这么假设，就很难解释在英国、法国发生的事情。

作为案件当事人的原外科主任反复强调他撤除患者的人工呼吸机是遵循人道的精神，还表示为此他得到了所有家属的感谢。对于这些患者家属来说这个医生应该是个好医生。

但医生越是强调这一点，越是让人质疑死去的患者本人会怎么想呢？患者并非为了追随医生的信念才住院的，并且从医学角度来看医生的这种行为真的是“最好的”吗？这一点仍是个疑问。当然会让人无法释怀。

在 2006 年的射水市民医院案件之前，临终医疗的问题几乎没有人关注，但在此之后，这一下子就成了医疗一线的一个大问题。

在前文提到的东海大学安乐死案件中，有的报道中引用了医生的评论："不给晚期癌症患者使用人工呼吸机，这种消极安乐死的方法一直在默许中进行。"(1991年5月15日《朝日新闻》早报)但没有任何人觉得这么做有问题。也许因为不使用人工呼吸机和把正在使用的人工呼吸机撤除，是意义完全不同的两件事。

其实大部分人都很容易想象医生在治疗现场面对临终患者会陷入怎样的困境。医生虽然明白应该重视患者的自主决定权，但患者本人也不是一直意识清醒的。特别是临终患者大多是无意识的。如果有家属就必须参考家属的意见来确定治疗方针。

但医生面临的这种困境并非2006年才突然出现的，在治疗过程中医生们经常会面对困境艰难前行。

那为什么坚持不下去了呢？因为重视患者家属意见并不能在法律层面明确免除医生的责任，这才是问题所在。更何况有时家属意见也不一致，此时应该重视谁的意见呢？看似有标准其实又没有。

不过看看美国的情况就知道，不能指望单纯通过法律或指南来解决这个问题。

医院方面确实经常会遇到法律责任问题，虽然很难做出正确的判断，但如果有法律能提供一定的保护，也有助于实现更好的医疗。不过即使有了判断的标准，真正的当事人也可能会被排除在外。

在意面症候群的状态下，不是所有的患者都能使用最先进的医疗设备来延续生命。“好死不如赖活着”恐怕仍然是大多数人的心声。

但这种心声和设定临终治疗终止的标准是背道而驰的。大多数人的想法是虽然死亡无法避免，但还是想尽可能地活下去。不考虑这一点而只提法律或指南，是只见树木不见森林。事急则缓办，急于求成很可能一事无成。

｜第十章｜

人生最终阶段的协商

日本版 ACP——“人生会议”

从“临终期”到“人生最终阶段”

2006年媒体报道射水市民医院一案后，日本对于“尊严死”的讨论越来越激烈。2007年5月，日本厚生劳动省出台了《临终医疗流程指导方针》(以下简称《指导方针》)。之后日本急救医学会、日本医师会、日本学术会议、全日本医院协会、日本儿科学会、日本老年医学会、日本透析学会、日本姑息医疗学会等各个学会均发布了关于临终医疗的指导方针。

厚生劳动省对其发布的《指导防针》进行了多次修订，2015年修订为《人生最终阶段的医疗流程指导方针》，2018年修订为《人生最终阶段医疗及关怀流程指导方针》。“临终”一词被改为“人生最终阶段”。2018年的《指导方针》中指出：“在2015年厚生劳动省的‘临终医疗意识调查研讨会’上提出，我们应尊重每个人直至其生命(人生)终点，并讨论如何提供合理的医疗及护理体系，因此将‘临终医疗’改为‘人生最终阶段的医疗’”。名称的变更并非只是为了尊重患者本人的人生，也关系到临终医疗及护理体系。这反映出整个医疗环境的变化。

2012年8月，民主党的野田佳彦政府通过了《社会保障制度改革推进法》，第一次采用了“人生最终阶段”的表述。这项法律采纳了当年 2 月的内阁决议《社会保障与税制一体化改革大纲》的内容。在日本首相更迭后，自民党内阁仍然继续采用这一表述，在《社会保障制度改革国民会议报告书》《关于推进确立可持续社会保障制度改革的相关法律》以及内阁决议《经济财政运营和改革的基本方针(2017)》中均有使用，并一直沿用到 2018 年的《指导方针》中。

最初的《社会保障制度改革推进法》是“为确保既稳定又能平衡收支的可持续社会保障制度，确定社会保障制度改革基本思路及其他基本事项”而发布的一项法规。其背景是“高速推进的少子老龄化社会带来的社会保障给付费用增加”，以及育龄人口减少带来的“与社会保障费相关的国民负担增加，同时国家及地方财政状况因社会保障制度的负担增加而持续恶化”。可以说“人生最终阶段”是伴随着人们对金钱的担忧出现的。

日本的总人口在 2008 年达到 1.2808 亿人的顶峰后开始减少。在日本历史上，人口减少是前所未有的。纵观历史，日本的人口长期增长缓慢，江户时代一度停滞，但在 1868 年的明治维新后开始了飞速增长。但 2008 年后开始减少，据预测 100 年后日本人口总数会下降到明治维新的同期水平。

日本人口的年龄结构也在发生巨大变化。随着老龄化不断发展，日本即将迎来少子高龄化、死亡多于出生的时期。15～64 岁的育龄人口比例在 20 世纪 90 年代接近 70%，2025 年将会低于

60%，到2060年将会降至50%。

日本人口的基本结构正在不断发生变化。这是和财政问题直接相关的危机性变化。于是日本开始重新审视医疗制度，力图从财政的角度重新考虑社会保障体系、改革医疗和护理体制。《社会保障制度改革推进法》要求设立“社会保障制度改革国民会议”，以全体国民一起“综合、集中地推进”社会保障制度改革为目标。这项法律中有很多意义深远的内容。

根据这部法律，社会保障制度改革一方面“考虑自助、共助以及公助的最佳组合”，另一方面“在年金、医疗以及护理方面把社会保险制度作为基础”，费用则由“所有年龄层平均分担”。讨论对象涉及社会年金制度、医疗保险制度、护理保险制度、少子化措施以及生活保障制度。正所谓新自由主义的改革路线进入了医疗领域。实际上这项法律通过后不久，安倍政府就开始了在日本的长期执政，这项改革也正是在安倍政府的主导下进行的。

“人生最终阶段”这个词在医疗保险制度改革相关的法律条文中也出现了。改革的目标之一是“使个人尊严和患者意愿得到尊重，重新审视医疗体系，创建一个让患者能安然度过人生最终阶段的环境”(第六条第三款)。

不论是否有新自由主义改革，少子老龄化、人口减少、财政恶化都会影响到社会保障制度，并导致社会保障制度和医疗、护理体系的改革。如果变化无法避免，那怎样才能创建一个“让患者能安然度过人生最终阶段的环境”？在医疗及关怀方面积极寻求“自助、共助及公助”的最佳组合，这就是《社会保障制度改革推进法》。如此一来，“临终”变成“人生最终阶段”，不仅医疗，临终关怀的流程也需要重新审定。这一系列变化都体现在2018年发布的《人生最终阶段医疗及关怀流程指导方针》中。

围绕“人生最终阶段”的指导方针

2018年日本厚生劳动省的《人生最终阶段医疗及关怀流程指导方针》的对象虽然有所扩大，但基本理念还是继承了2007年的《指导方针》。

2007年的《临终医疗流程指导方针》的对象是临终状态下“开始治疗、不治疗以及终止治疗的方式”，在日本这属于消极安乐死、停止治疗，或者说是尊严死的问题。《指导方针》明确了必须尊重患者本人的意愿，原则上不能由主治医生独自决定，而要由医疗团队来决定应采取何种医疗方式。如果无法确认本人意愿，家属可以参与商讨。如果患者本人、家属、医疗团队等所有的相关人员无法达成一致，就需要听取第三方委员会的建议。

2018年的《指导方针》中的流程没有发生改变。“即将迎来人生最终阶段的患者本人、家属等和以医生为首的医疗、护理人员一起构建最佳医疗及护理的流程”，对象不仅涉及医院的临终医疗，还扩展到了护理层面，参与决定流程的有患者、家属、医疗及护理团队以及第三方委员会。

在这个流程中很重视“协商”，新的《指导方针》中给“协商”赋予了一个新的名称——“预立医疗自主计划”（Advance Care Planning，ACP）。

ACP 是近年来在国际上逐渐普及的一种说法，指“在人生最终阶段，患者本人和家属、医疗及关怀团队事先就医疗及关怀事宜反复进行协商的过程”。

新的《指导方针》推荐反复进行 ACP。通过反复协商选出对患者来说最佳的医疗及关怀方案是最理想的，这个程序被称为“共同决策”（Shared Decision Making，SDM）。

从“医院终结型”到“社区终结型”的医疗转换

ACP 这个缩写之前就有相关的学会使用过，但是普通人应该并不熟悉。日本厚生劳动省正在大力推进 ACP。例如新的《指导方针》出台的 2018 年，进行了诊疗收费改革，将 ACP 作为收费项目，给医疗方增加了奖励。厚生劳动省还多次召开有医疗及护理方面的专家参与的研讨会，大力推广 ACP 的理念。

2013年的《社会保障制度改革国民会议报告书》中提到，在社会保障制度改革中“人生最终阶段的医疗应该经过国民的一致同意，这一点很重要”。在这份报告书中提到了从“医院完结型”医疗到“社区完结型”医疗转换、构建地区性关怀体系的方针。“要让老年人在医院之外也能接受诊疗和护理”。

根据这个方针，必须重新考虑医院及病床功能的分配，今后医院将不设置疗养型病床。因此相关服务的提供机构要从医院转向社区、家庭，从病床服务转向护理服务、养老服务、居家服务，最终达到从机构到社区、从医疗到护理的转换。

以往的医院和病床资源重新配置。每个机构的人员配置数量(例如患者需要的医生数量)均有一定比例，病床减少了就能大幅削减经费。

2005年年末，当时联合执政的自民党和公明党政府制定的《医疗制度改革大纲》中也明确了这一改革方向。大纲的特点之一是疗养型病床数量的变化。2006年日本全国有12万张以上的疗养型病床，10年后已减少到一半。随着2014年4月诊疗收费标准的修改，超过三个月的长期住院已不可能了。厚生劳动省的目标是在2024年3月前取消所有疗养型病床，完全转换为社区完结型医疗。

2018年的《指导方针》中强调的ACP与日本近年来医疗和护理的整体改革方向有关。对于ACP中“社区完结型”提到的“让患者能安然度过人生最终阶段的环境”，人们也越来越理解和宽容。

1976年开始，日本在医院死亡的人数超过了在家中死亡的人数，现在约有80%的人是在医院离世。2019年日本全年的死亡人数达137.6万人，其中在医院离世的人数相当庞大，但应该很少会有人认为医院是“让患者能安然度过人生最终阶段的环境”。目前只有大约10%的人是在各种机构或家中死亡的，但这一比例今后必然会增加。随着医院完结型向社区完结型的转换，医疗及护理费自然会得到削减。为了促进医疗及护理方面的制度性改革，普及ACP是必不可少的。

ACP——昵称“人生会议”

2018年3月日本厚生劳动省在“人生最终阶段医疗普及推广研讨会”上发布的调查结果显示，普通国民中了解ACP的占3.3%，不了解的占75.5%，完全不了解的占19.2%。对人生最终阶段进行过详细讨论的人不到2.7%，讨论过这方面话题的占36.8%，完全没讨论过的占55.1%。如果连这样的讨论都没有进行过，那么不知道ACP也就不足为奇了。

厚生劳动省为了普及和推广ACP，开始征集昵称，并于2018年11月从1673个应征方案中选出了由一名护士提出的方案——“人生会议”。

此后，“人生会议”这个称呼在令人哭笑不得的状态中提高了ACP的社会认知度。事情的起因是一年后厚生劳动省发布的一张海报受到批评，不得不立即撤回。

在海报中一名关西出身的著名搞笑艺人穿着病号服躺在病床上吸氧，脸上带着临死前的焦躁，同时上面还写有患者的内心独白。

> 等等，等等，我的人生就要完了？还有很多重要的事没说呢，老爸以为我没有意识，一直和隔壁床的人说话，人家完全没笑啊！声音也听不见，真丢人啊！在医院听老爸讲那些完全不好笑的话，还不如和老婆、孩子一起好好待在家里！啊！要是早点儿说出来就好了！大家可别学我呀！

在这些话后面大大地写着“‘人生会议’开场吧”，“当生命危急时刻到来时，却无法正确表达自己的想法”等语句。这位表情夸张的艺人前一年也曾经是昵称选定委员会的成员。这张海报确实挺幽默，而且带给人的冲击性毋庸置疑。

但海报一公布就受到民众的强烈抗议而不得不立即停止发布。对于海报本身以及相关批评意见每个人都有不同的看法。有人觉得不必吹毛求疵，但也有人觉得确实应该停止海报的发布。

其实这张海报很好地表达了 ACP 的特点。

ACP 的定义是“在人生最终阶段，患者本人和家属、医疗及关怀团队事先就医疗及关怀事宜反复进行协商的过程”。协商的焦点是更为具体的“人生最终阶段的医疗及关怀”的选择。而在海报中，“让患者能安然度过人生最终阶段的环境”已经退化成背景，变得模糊不清。

的确，要想好好活到最后，应该和家人、医疗人员、护理人员好好协商一下以何种方式来迎接死亡。就像“人生会议”的海报那样，如果不提前协商好就可能留下很多遗憾。如果临终前无法向患者本人确认他的意愿，周围人也会感到为难。至于“开始治疗、不治疗以及终止治疗”的选择都应该让患者本人提前确定。

但是与厚生劳动省参考的其他国家相比，日本对临终阶段的限定却属于例外。

ACP 的概念现在不仅在英国、美国、加拿大、澳大利亚等英语圈国家，甚至在韩国等亚洲国家都受到法律层面的支持并逐渐被推广。英国的《国民保健服务手册》上对 ACP 的描述是“你和你的护理团队，例如你的护士、医生、家庭护理支援专员以及家人协商的流程”，“在协商过程中你可以表明你对将来护理的意见、喜好以及自己的要求”。

英国的这个手册也是临终医疗程序的一环，但是协商的对象并不仅限于“人生最终阶段的医疗及护理”。其他英语圈国家也是这样，着力点在于对日常生活及人生的协商。相比之下日本的理解就比较狭隘了。

“人生会议”的内容是什么?

“人生会议”的出发点就是前文提到的2007年的《临终医疗流程指导方针》。这个《指导方针》是受射水市民医院案件的影响而制定的。这里的焦点问题是对临终患者不治疗或终止治疗。

决定医疗方针的原则是患者本人意愿，医疗本来就是为患者存在的，因此这是理所当然的。1995年横滨地方法院对东海大学安乐死案件判决的“判决理由”中，就将这一点作为终止治疗的必要条件而认定涉事医生有罪。

本人的意愿如何确认呢？当场询问本人是最好的。但实际上就像“人生会议”海报上描述的一样，大多数情况下那些内心独白是没法说出口的，因此需要提前将自己对于临终医疗的想法整理成书面文件。日本尊严死协会推广的《尊严死宣言书》就是其中一个例子。即使无法直接向本人询问，只要有文件就能确定治疗方案。

这种以防万一的文件称为《预先指示书》(advance directive)。该文件和生前预嘱一样分为两种方式，一种是直接对医疗方式做出决定，另一种是当自己无法表达意愿时提前指定可以代为决定治疗方针的人。在美国，1976 年加利福尼亚州通过《自然死亡法》之后，从 70 年代末到 80 年代初，依据加州法律及案例做出的判决中，都采纳了其中至少一种方式。

但问题并没有完全解决。虽然有了相关法律，但还是有很多人不了解这个文件，因此首先要大力推广。

近年来日本的一些地方政府也在积极向居民发放《预先指示书》。2017 年，京都市在分发宣传彩页《临终活动——为人生终点做准备》时，也分发了《预先指示书》。有人认为这会给临终患者造成压力，因此要求政府停止分发。这件事一度成为舆论焦点，之后“临终活动”的热潮一直在持续，书店里摆满了各种“临终笔记”（Ending note），有不少地方政府为了改变居民的观念，会开展提供《预先指示书》或举办讲座等各种“居民服务”。

公立福生医院停止透析案件

只要大部分人都准备好文件就解决问题了吗？事情没这么简单。

2019 年 3 月 7 日的《每日新闻》刊登了一篇报道，即东京都福生市的公立福生医院的一名女患者因中止人工透析治疗而死亡，东京都于前一日开始进行调查。

2018 年 8 月 9 日，一名在公立福生医院接受肾透析治疗的 44 岁女性患者接受诊疗时，负责其治疗的外科医生告诉她有选择停止透析的权利，还告诉她如果停止透析她会在两三周内死亡。这名患者在了解上述内容后提出希望停止透析。外科医生叫来了患者的丈夫，并且在护士在场的情况下再次向患者确认，并请患者在医院的相关承诺书上签字，然后停止了透析。8 月 14 日这名患者因呼吸困难住院。8 月 15 日，由于太过痛苦，患者数次向护士提出想再次开始透析，并且也和丈夫联系过。但透析没能再次开始，患者于 8 月 16 日死亡。

报道称，当事的外科医生表示停止透析是患者在神志清醒状态下的强烈要求，并且他当时已经告知患者如果继续透析治疗，她应该还能活四年。这名医生认为某些情况下透析治疗属于“近乎无益的延续生命的方式”，有时反而会增加患者的痛苦。

在这篇报道见报的前一天，东京都福祉保健局就已经开始了调查。他们认为医院有违反日本透析医学会指导方针的嫌疑。2014 年发表的学会指导方针(《关于维持血液透析的开始和继续的决定流程提案》)中针对暂停血液透析(肾透析)的前提条件是“患者身体状态极差”，且“患者明确表达了自己的意愿”或“家属能推断出患者的意愿”。但是公立福生医院事件违反了这一前提。日本透析医学会的指导方针中还表示“暂停的血液透析可以根据实际情况再次开始”，但在这一事件中医生并没有告诉患者这一点。

除此次死亡的女患者之外，在公立福生医院肾脏中心开设后的 7 年内还有 7 名患者因停止透析而死亡，因没有透析而死亡的患者达 20 名以上。在《每日新闻》的报道中介绍了日本透析医会一名理事对此事的批评，他认为指导方针“会诱发‘患者的自杀行为’，违反了医生的伦理准则，是和医疗毫无关系的行为”。日本透析医会与日本透析医学会是两个不同的组织。

大约一个月后，公立福生医院以院长的名义发表了声明。声明提到，福生医院并没有违反指导方针的行为，虽然东京都认为诊疗记录不完整，但对患者的说明以及与患者之间的沟通都没有问题。患者如果需要继续透析就要进行新的手术，对于这一点患者明确表示拒绝。在患者临终前，由于病情恶化导致达不到再次进行透析的条件。随着病情加重患者陷入了恐慌和混乱的状态时，的确说过希望再次透析，但当护士使患者平静下来后，患者就没有再提出透析的要求。至于医生鼓动患者停止透析，又无视患者提出再次透析要求的事实，医院方面做出了否认。至此，医院对媒体报道的内容全盘否认。医院还说从未收到遗属的投诉。

接受医院委托进行调查的日本透析医学会于 5 月 31 日发表声明，表示这次事件中医院的处理没有问题。对于报道中提到的违反医学会指导方针一事，日本透析医学会认为“本例病患”并不属于指导方针中所提到的“临终患者”，因此不做讨论。并且由于病情恶化“可推断出从临床角度来看继续血液透析有难度”，从患者曾经明确表示希望终止血液透析来看，“可判断在这次事件中医院尊重了患者的想法”。

医院的说明以及日本透析医学会的声明，不免让人感到媒体报道有些操之过急。但是据说没有提出投诉的遗属——死亡女性患者的丈夫和次子于10月17日向东京地方法院提起诉讼，要求公立福生医院支付赔偿金。理由是患者曾明确表示希望再次透析，但最终院方并没有实施，患者因此而死亡。

对于这一事件，舆论确实有各种质疑的声音。比如患者是否可以提出停止透析？当患者由于病痛要求再次透析时，是否可以因为患者处于恐慌状态而拒绝？如果像日本透析医学会声明所述，当事患者不属于“临终患者”，那么医学会指导方针中可以考虑暂停透析的“患者身体状态极差”，且“患者明确表达了自己的意愿”或“家属能推断出患者的意愿”这两个条件和本次事件又有什么关系呢？诸如此类的疑问还有很多。

即使有精神状态良好时签署的表达本人意愿的文件，问题也不一定能顺利解决。因为本人真正的意愿是什么，其实是很难确定的。

> 我们的存在以及事物的存在都不是恒常不变的。我们及我们的判断、所有应该逝去的事物都在不断流逝变

化。没有什么是确确实实存在的。因为不论是做出判断的还是被判断的都在不断的变化中。

上文出自16世纪法国思想家蒙田。人的想法是会改变的，理论上，对于自己无法体验的死亡，人们的反应就更是如此。虽然《预先指示书》有法律约束力，但真到生死攸关的时刻，文件又能起到多大作用呢？不过是一张纸而已。

因此地方政府在给居民分发《预先指示书》时，也在推广ACP。如果能签署文件当然好，但不能只靠文件。平时和周围的人多聊一聊自己对于人生、生活方式的看法，紧急情况下也许有用。聊天的话题不一定局限于“什么情况下开始或停止治疗”，聊一些普通的生活方式的话题会更好。如果谈得过于具体，到时候恐怕很难处理。倒不如根据本人的人生观及价值观更容易做出判断。这种着眼于广域视野的“在人生最终阶段，患者本人和家属、医疗及关怀团队事先就医疗及关怀事宜反复进行协商的过程”在不少国家开始普及，应该说这才是ACP的初衷。

非临终期的暂停透析

公立福生医院事件后，日本透析医学会于2020年发表了2014

年指导方针的修订版——《关于开始及持续透析的流程提案》(以下简称《提案》)。2014年的指导方针只考虑了临终期患者，受福生医院案件的影响，新的《提案》中提出，“将腹膜透析患者及晚期肾功能不全和急性肾功能障碍的血液透析导入期患者也作为对象，以提供更优质的医疗及护理服务”。《提案》要求医疗团队尊重患者的决定，鼓励医疗团队提供信息以便双方通过不断的ACP共同协商做出决定。

这个《提案》对于“开始及持续透析”有一个叫作《暂停透析状态判断表》的表格，如果符合就“由医疗团队对患者人生最终阶段做出停止透析的建议”。这个表格沿用了2004年的内容。当“患者身体状况极差”，且“患者明确表达了自己的意愿”或“家属能推断出患者的想法”时，就属于无法安全实施透析或有生命危险的情况。

这个《提案》中增加了在“非临终期”，患者本人(本人无决定能力时则为家属)表示希望暂停透析时的应对方式。在这种情况下，可诊断为“非透析引起的晚期肾功能不全”，相关人员均同意的话，就可以进行“保守治疗”。这个“保守治疗”指对晚期肾功能不全患者进行透析以外的治疗和护理，也就是指姑息疗法(palliative medicine)。

《提案》指出，对于晚期肾功能不全的患者，有肾移植、腹膜透析、血液透析以及保守疗法这四种选择。日本也应该“像其他国家一样”给患者提供这四种治疗方案。《提案》在后记处写道，“患者有知情权，医疗团队必须提供所有信息，综合判断患者的病情和理解程度，对时间、方法、程度、内容进行确切的说明”。处于非临终期的患者，只要本人愿意也可以拒绝治疗。那么以本人意愿或知情权为由，就可以像其他国家一样解决问题了吗？

出于宗教原因的拒绝输血和透析

第八章中提到，根据 1976 年昆兰案件中新泽西州最高法院的判决，患者有隐私权和自主决定权，即使知道会提早死亡，也有停止治疗的权利。这个案件在全世界引起热议，作为美国第一起对“死亡权利”的判决而被媒体争相报道。在昆兰案件之前，美国已经发生了几起患者要求治疗拒绝权的诉讼。20 世纪 60 年代末开始，美国的几个州都发生了出于宗教理由拒绝输血的案例，都属于要求治疗拒绝权的诉讼。这几起案件概括来说就是成人患者虽然明知拒绝输血就会失去生命，但出于患者本人的宗教信仰，法律承认他们有拒绝治疗的权利。昆兰案件的审判其实也受到了这些因宗教原因拒绝治疗案件的影响。

日本也发生了几起因宗教原因拒绝输血而引发的诉讼。2000 年，日本最高法院对东京大学医科学研究所附属医院发生的一起案件做出了判决。一位有宗教信仰的女性患者接受了癌症手术，她以为并不会输血，却在出院后发现手术中曾输过血，因此提起诉讼。最高法院认为因宗教信仰拒绝输血是“人权之一，应该被尊重”，而医生并未向患者说明输血是为了救命而不得不做出的选择，因此输血侵犯了患者的人权，医生应该对患者的精神痛苦做出赔偿。受到本案判决的影响，当时的日本厚生省发出通知，要求输血必须得到患者本人的同意。

现在日本人都明白，有些医疗措施不经患者本人同意是不得实施的。承认出于宗教原因拒绝输血的权利，在日本具有深远的影响。

此后日本的一些医院开始积极倡导无输血。但是也有很多医院否定这种不输血的行为，认为输血是为了挽救生命。医疗行为的宗旨就是挽救患者生命，因此输血也是理所当然的。相关学会还成立了“因宗教原因拒绝输血合同委员会”，并在2008年制定了《因宗教原因拒绝输血指导方针》。

医院如果能接受《因宗教原因拒绝输血指导方针》，那是否也能接受2020年发布的日本透析医学会的《关于开始及持续透析的流程提案》？明明可以挽救生命，却因为本人拒绝输血就只能要求其转院，那么是不是只要本人愿意放弃治疗，医院就能采取姑息疗法？虽然对出于宗教理由的拒绝输血有一些情绪化的批评，但医院尊重患者意愿停止透析，也是因为透析非常痛苦，而且治标不治本，一旦开始就没有终点。提供选择的医疗方是非常清楚这些的。

应该召开“人生会议”

日本版 ACP——“人生会议”主要是对临终患者和生死攸关时的一些具体情况下的医疗选择问题进行协商，是对“紧急情况”的提前准备。年轻人暂且不论，对于已接近生命终点的人来说需要早做准备。最好能根据自己的情况与医疗、护理方面的专家以及周围的人充分讨论。这种事情上是没有后悔药的。

> 死亡对于我们来说什么也不是。因为我们存在的时候并不存在死亡，死亡存在的时候我们已经不存在了。

这是古代哲学家伊壁鸠鲁的名言。从哲学角度来看人不可能体验死亡。是否存在死后的世界并不重要，因为死亡就是消失。死亡之后这个世界会怎样，那是活着的人操心的事，死人已无须操心了。“死后哪管他洪水滔天”固然是不负责任的，但如何死这个问题很大程度上不是个人的问题，还与周围许多人相关。“人生会议”其实也是为了减轻亲人和医疗护理团队的压力。这和新冠疫情中出现的“出让卡”的出发点相同。

| 第十一章 |

脑死亡是死亡吗？

“落后的日本”及出台《器官移植法》的意义

日本关于脑死亡的争论

在日本，关于脑死亡器官移植问题争议很大，有各种各样的宣传推广活动。世界上再没有哪个国家像日本这样在脑死亡器官移植问题方面投入如此大的精力。

加拿大医学人类学家玛格丽特·洛克的《双重死亡：器官移植与死亡的再造》(*Twice Dead*：*Organ Transplants and the Reinvention of Death*)在日本翻译出版。这部宏大的著作通过对比北美的生死观阐明了日本对这个问题争议的文化背景，从人类学角度揭示了其特殊性。

但从这本书中也可以看出，日本对于脑死亡器官移植的争论超越了文化的特殊性，具有普遍性，可促发人们对于生与死的反思。在多年的争论中各种观点百花齐放，使得对这个问题的讨论具备深厚、广泛的基础，其中展示出的部分内容并非日本所特有的。

现在日本对于脑死亡器官移植问题的争论已经不像以前那样激烈了。特别是1997年公布的《器官移植法》在2009年修订后，已经承认在脑死亡状态下未满15岁者也可以提供器官。

日本哲学家山口裕之在《维系人际的对话术》这本有趣的书中就生命伦理问题，指出：“伦理始自感情终于法律”，如果法律制定出了合法的程序，“有关伦理的争议就不会被放大”。这真是至理名言。但大多数情况下，立法过程中激烈争论的焦点问题并没有通过这些争论得到解决。对于脑死亡器官移植中那些无法得出结论的问题，人们大多是为了争论而争论。

那么，脑死亡器官移植中最基本的问题究竟是什么呢？

在“脑死亡”与“器官移植”发生关联之前

脑死亡和器官移植最初并不相关。那么为什么后来有了“脑死亡器官移植”的说法呢？让我们回顾一下器官移植的历史来说明这个问题。

医疗层面的移植指把自己身体的一部分或他人、动物的组织或器官摘出后植入，也就是把坏掉的一部分身体用正常的部分来替换。这种想法很早以前就有了。公元前6世纪的印度就有移植自己皮肤的记录。

但是器官移植直到20世纪才出现，因为1902年才出现缝合血管的技术。器官移植实验正式开始是在血管缝合术出现之后。20世纪30年代出现了人和人之间的肾脏移植，但这个实验在今天看来非常荒唐。

移植意味着把其他生物体的组织或器官这样的“异物”植入自己的身体，因此除了自体移植和同卵双胞胎间的移植之外都会产生排斥反应。

人体免疫系统能够识别异物并且具有排斥异物的功能。如果这个功能受损，人体很快就会被细菌侵袭。

而器官移植必须抑制人们赖以生存、不可或缺的免疫系统功能，因此从原理上来说是违背自然规律的。很多器官移植导致的医学问题正是因为违背了自然规律。最开始进行器官移植实验时人们还不了解免疫系统，所以当然不会顺利。

直至 1956 年器官移植终于获得了成功。这是一次在同卵双胞胎之间进行的肾脏移植。实施这次移植手术的是哈佛大学的约瑟夫·默里团队。

默里从第二次世界大战后开始进行心脏停搏后的肾脏移植，均没有成功。失败的主要原因是移植手术时间太长使器官活力下降，以及移植后强烈的排斥反应。在同卵双胞胎之间的移植有可能同时解决器官活力问题和排斥反应问题。同卵双胞胎之间基本不会出现排斥反应，并且是活体移植，所以可以取出活的肾脏。

当然默里也想过要扩大移植的对象，但问题是器官移植后强烈的排斥反应很难解决，于是从 60 年代起人们开始使用药物来控制排斥反应。

据移植方面的专家说，现在大多数副作用都可以用药物控制住，甚至有时完全没有副作用。不过最初使用的抑制免疫系统药物硫唑嘌呤(Azathioprine)和类固醇激素(steroid hormones)都有很强的副作用。即使这样，使用新型药物还是使器官移植成为一种常规的医疗方式。

1960年以后，美国等国的肾脏移植病例开始增加。但在移植病例数最多的美国，移植成功率也不高。以1963年为例，死体肾脏移植的103例中生存3个月以上的患者不到10%。可见排斥反应及器官活力不足的问题依然存在。

心脏移植的出现

1967年12月，南非实施了世界首例心脏移植手术。心脏移植一时蔚然成风，因此器官移植也开始受到全世界的瞩目。1968年一年全世界实施的心脏移植手术就达100例以上，其中包括札幌医科大学实施的日本首例心脏移植手术。

但这股热潮仅仅持续了一年。和高额的费用相比，术后效果太差。1969年就骤减到30例，1970年全美只剩下一个实施心脏移植手术的团队。

直到80年代后期新型免疫抑制剂得到普及之后，心脏移植才成为一种常规的医疗方式。

要进行心脏移植，最好在心脏依然跳动的状态下将其取出。但如果心脏仍在跳动说明人还活着，这样的话心脏移植就需要从活人的身体里取出心脏，这当然是行不通的。人有两个肾脏，可以摘取一个移植给其他人，这属于活体移植。但其他的器官移植，必须遵循“供体是尸体”的规则。

最早在人与人之间进行心脏移植的南非医生克里斯蒂安·巴纳德曾经尝试过将狒狒或黑猩猩的心脏移植给人，但最终都失败了。

从大小和功能来看，心脏移植只能使用人类的心脏，因此巴纳德才下决心要在人和人之间进行心脏移植。这意味着移植的心脏在摘取之前必须一直在跳动。

南非实施的首例心脏移植手术被全世界争相报道，但是当时人们并没有意识到这是和死亡相关的话题。心脏移植被作为医学上的进步而大受肯定，巴纳德一跃成为名人。

在南非进行的首例心脏移植手术中，心脏提供人和接受心脏的患者(受体)住在同一家医院。据巴纳德所述，在同一家医院担任外科医生的弟弟担心心脏停止后移植会失败，因此建议他在心脏跳动的状态下摘取心脏。但巴纳德决定等待心脏停搏再摘取。于是，巴纳德直到确认要移植的心脏停搏后才立即开始移植。

因此世界首例心脏移植手术中，被摘取的心脏已经停止跳动了。由于巴纳德的慎重，所以当时并没有引起有关死亡判定的争议。

由于舆论几乎没有关注过死亡判定的问题，因此到第二年心脏移植在世界范围成为风潮。但第一例手术只是个例外——之后的心脏移植都使用了依然在跳动的心脏。

于是人们开始关注脑死亡问题，因为在脑死亡状态下心脏还在继续跳动。

脑死亡是怎样一种状态

脑死亡是一种非常特别的状态，指只有脑死亡，身体的其他部分仍然是活着的状态。脑死亡是由于脑部受到重击，导致窒息或脑梗死使大脑供氧不足而导致的。这个比例在所有死亡人数中约占 1%，由此也能看出脑死亡的特殊性。

脑死亡的定义是“脑功能不可逆转的停止”。这意味着被判定为脑死亡时大脑整体功能丧失，不可能恢复到原有状态。

在此状态下患者无法自主呼吸。因为自主呼吸是由大脑的脑干部分来控制的，因此在脑死亡状态下需要用人工呼吸机来机械地维持呼吸。这是脑死亡和植物状态的根本区别。

在人工呼吸机普及后的 20 世纪 50 年代末，脑死亡状态开始正式出现在医学记录上。

最初这个状态被称为“超昏迷”或“不可逆昏迷”，主要是脑神经医学家的研究对象。患者经过不断的努力治疗，看起来身体是正常状态却陷入持续的昏睡，且无法复原。这种状态不一定被认为是个体的死亡，但问题是如何判断患者是否属于这种状态。当时还没有人将这种状态与器官移植联系起来。

“脑死亡器官移植”概念的出现

人们将这种不可逆转的昏迷状态与器官移植联系在一起，并提出“脑死亡器官移植”这个概念是在心脏移植出现的前一年——1966年。

1966年，主题为“医学进步中的伦理问题，特别是与移植的关系”的国际研讨会在伦敦召开。参加研讨会的是当时欧美具有代表性的移植医生和法学专家，与会人员围绕移植相关问题进行了讨论。

在此次研讨会上，与会者就移植成功率与移植器官活力之间的关系也进行了讨论。一位比利时的移植医生亚历山大在会上发言，他表示自己所在的医院“已经利用九位心脏还未停跳但头部受损伤的患者进行了肾脏移植”。亚历山大说重症头部损伤患者如果满足以下五个条件，就可以作为移植器官的捐赠者：（一）瞳孔散大；（二）无反射；（三）自主呼吸停止；（四）血压降低；（五）脑电波平坦。

如前文所述，“供体为尸体”是器官移植的规则。要遵守这个规则，亚历山大建议将满足上述五个条件的患者看作“尸体”。哈佛大学的默里对这个提案立即表示赞同，认为“这些标准很好”。

但是在1966年的研讨会上持默里这种意见的只是极少数。英国的一位移植医生发言表示：“这个标准从医学角度来讲也许说得过去，但是按照传统的死亡定义，实际上是从还活着的器官捐赠者体内摘出肾脏。如果是我看到患者心脏仍然在跳动，就不会把这样的患者看作尸体”。

随后，后来在肝脏移植领域非常有名的美国医生托马斯·史达策也在研讨会上表示质疑，他认为“即使我们同意这样的定义，它又有什么效力呢?”史达策在自己的自传《从零出发——我的器官移植轨迹》中提到，在研讨会上听到比利时医生的报告时“说真的，我觉得浑身一颤”（但实际上史达策之后认为自己的担心只不过是杞人忧天，他也开始了脑死亡器官移植）。

从这次研讨会的记录可以看出，当时这种不可逆转的昏迷状态并没有被认定为死亡。不可逆转的昏迷被称为脑死亡并认定为死亡是在这次研讨会之后。

1968年哈佛大学发表的论文《不可逆转的昏迷的定义》，对脑死亡的判定起了很大作用。

以下是哈佛大学判定脑死亡的四个标准：(一)对外部刺激无反应；(二)缺乏运动和呼吸；(三)无反射；(四)脑电波平坦。在1966年的研讨会上对比利时医生的提案表示赞同的默里也参与了这个标准的制定。很明显哈佛大学标准的出发点就是比利时医生亚历山大的提案。

发表论文的哈佛大学委员会建议将判断不可逆转昏迷的哈佛标准作为"死亡的新的判定标准"。在哈佛大学委员会的报告中并未出现"脑死亡"这个词，但委员会的正式名称是"哈佛大学医学部讨论脑死亡特别委员会"。

在哈佛大学这个权威提案发表之后，"脑死亡"(brain death)这个词替代了"不可逆转的昏迷"，成为死亡的一个新定义。

认定死亡的时间点

回顾脑死亡器官移植这个概念的形成过程就会发现，将脑死亡看作是人的死亡这种想法与器官移植并非是独立存在的。哈佛标准制定委员会主任亨利·比彻(Henry Beecher)也同意这一点，他在1970年的一次演讲中提道：

死亡的新定义确实具有潜在的救命功能。如果这个定义被认可，可能会有更多更适合移植的器官，能挽救无数以前只能等死的生命。

无论如何界定死亡都存在争议。按照心脏的死亡来决定吗？可是毛发依然在生长。按照脑的死亡来决定吗？可是心脏依然在跳动。我们必须选择将脑失去功能的不可逆的状态认定为死亡。选择脑已经死亡，但其他器官还可以使用的状态是最合适的。

通过死亡的新定义我们想要明确的其实正是这一点。

正如比彻所说，将什么时间点认定为死亡是主观的，也就是说是由人们决定的。

人的生死就像昼夜一样不断变化。在这个不断的变化中，死并没有一个明确的节点。死亡并不是在一个时间节点发生的事件（event），而是在一定时间段内持续的过程（prosess）。

当然，死亡诊断书上会记录死亡时间。在法律上死亡被看作是一个时间节点发生的事件。但这就像将“太阳的边缘沉入地平线”作为日落时间一样，不过是由人来决定的。

话虽如此，但我们也不能完全忽视生物学的事实。抛开生物学事实随便决定死亡是荒谬的。

尽管这样，什么时间点才能算作死亡，除了生物学及科学的事实之外，人类社会如何接受和如何理解也起着很大作用。确定死亡时间点时，需要所有人都承认死亡。这正是比彻所说的“主观的”承认，也是他提出“具有潜在救命功能”这一标准的原因。

“选择大脑已经死亡，但其他器官还可以使用的状态是最合适的”，这样可以挽救其他人的生命。于是不可逆转的昏睡作为“脑死亡”被认定为死亡。

看不见的死：脑死亡

这么看来，日本对脑死亡是否属于死亡存在争议也并非不可思议。死亡的标准涉及价值观的选择，并没有一清二楚的客观标准。

就像有日本学者所强调的，脑死亡是“看不见的死亡”，因此更难得出定论。

2005 年，对器官捐献问题，日本厚生劳动省调查组对全日本医疗人员开展了问卷调查，其中对于“你认为脑死亡是正确的死亡判定方法吗？”这一问题，回答“是”的占 39%，回答“不知道、无可奉告”的占 47%，回答“不”的占 15%。在欧洲八国进行的同样的调查中，回答“是”的占 82%，可以说对比十分鲜明。（见表 11-1）

表 11-1 你认为脑死亡是正确的死亡判定方法吗？

	日本	欧洲
是	39%	82%
不是	15%	8%
不知道、未作答	47%	11%

注：小数点后四舍五入。数据来自日本厚生劳动省调查组医院意识调查

出处：日本《朝日新闻》2005 年 1 月 10 日刊

对于器官捐献，当事情不涉及自身时，回答“赞成”的达 68%，但对于是否愿意自己的家人或自己成为捐赠者的问题，回答“愿意”的分别下降到 45% 和 34%，这与欧洲的调查结果也大不相同。在欧洲赞成自己孩子成为器官捐献者的占 42%，但整体赞成器官捐献的超过了 80%。

2005 年 1 月 10 日的《朝日新闻》引用调查组组长的话说：“医疗人员对于脑死亡如此缺乏理解让人感到震惊。要想推动全社会的器官捐献，首先要加强对医疗人员的培训。”可见，对脑死亡格外陌生的普通人对此抱有疑问也就不足为奇了。

日本落后了吗？

1990 年日本设立了首相的官方咨询机构——“脑死亡及器官移

植临时调查会”。经过两年的审议，“脑死临调会”于 1992 年提交了最终报告书。

据这份报告书所述，脑死亡作为“人的死亡已经基本被社会接受及认可”，可以从脑死亡者身体中摘取器官进行移植。不过报告书中也记录了少数反对派的意见。在这份报告书中，对于“脑死亡”和“死亡”之间的关系并没有一个统一的意见。

这个“脑死临调会”设立时，正是日本关于脑死亡器官移植争议最激烈的时期。那时日本经常被批评在器官移植方面过于落后。

例如某位著名的心理学家就公开表示，日本人不认同“脑死亡即死亡”的观点是由于日本人的观念落伍，无法科学地思考死亡问题。脑死亡器官移植迟迟无法开展也是因为日本人缺乏慈善、博爱精神。总之，日本不仅在科学方面，在道德方面也落后于其他各国。

但是，考虑到死亡认定的人为性，只从科学角度认识死亡问题的态度本身并不科学。至于道德层面落后于其他各国的说法就更没必要了。尽管如此，在脑死亡器官移植方面日本落后于他国的印象还是就此固定了下来。

学者们的观点

不过，日本真的落后吗？也许只是其他国家没有想到日本的这些争议点而已。

哈佛大学医生、伦理学家罗伯特・特罗格(Robert Truog)在1997年发表了一篇名为《到了该放弃脑死亡的时候吗?》的论文,对于是否该放弃将脑死亡认定为死亡的观点进行了论述。澳大利亚伦理学家彼得・辛格也同样对此展开了论述。

辛格在其著作《生与死的伦理——传统伦理的崩塌》一书中指出,将脑死亡认定为死亡是很牵强的。欧美将脑死亡认定为死亡并开展了器官移植,但随着脑死亡被人们逐渐了解,以前的固有看法会被逐一推翻。

例如,脑死亡并非所有脑功能出现不可逆转的停止。目前已经发现在现行脑死亡的判定标准下,还有部分脑功能没有完全丧失。而且,使用人工呼吸机也很难长期维持脑死亡状态这一观点也显然与事实不符。

辛格还认为,就算将脑死亡认定为死亡,但实际上人们并不会将脑死亡的人当作尸体看待。

在2005年日本厚生劳动省的调查中提到,根据欧美的调查,有机会接触脑死亡的医务人员中大多数人认为脑死亡是死亡。但是辛格提出,这样回答的医疗人员中的大多数人都不会将脑死亡患者当作尸体对待。对欧美的专家们来说,脑死亡是看不见的死,和一般意义的死亡感觉上是有差别的。

另外,脑死亡的孕妇是可以生产的。自从20世纪80年代中期日本研究人员发现了可以长期维持脑死亡状态的药剂后，有多例孕妇维持100天以上脑死亡状态后生产的例子。从通常对死亡的理解来看，尸体是不可能生产的。

因此辛格认为将脑死亡当作人的死亡不论从科学上还是从情感上都是不妥的。那为什么脑死亡还会被认定成死亡呢？

辛格认为这是出于器官移植的目的，是为了器官移植才强行将脑死亡认定为死亡。

但辛格和罗伯特做出上述论述的目的并不是反对脑死亡器官移植。他们认为器官移植是无可厚非的善行，他们批评的对象是“捐赠者必须是尸体”这个规则。他们认为应该放弃的是这个规则，而不是放弃脑死亡器官移植。辛格在其著作的日文版序言中就这一点进行了说明。

> 对于重新定义死亡，大多数人认为20年前就已经对于“死亡是什么”有了科学的发现。……而我的见解却完全不同。事实上人们对于死亡并没有新的科学的理解。在西方，可以从脑受到不可修复的损伤，绝对不可能恢复意识的患者体内摘取器官，在这里死亡的定义是被刻意操纵的，是为了给器官摘取提供充分的伦理依据。但这种通过主张患者死亡来达到目的的行为会招致误解。……这种时候倒不如坦率地说，这位患者虽然还活着，但已经不能恢复意识

了。他的死亡已经无法避免，不如在他死亡之前摘取器官用于移植。

制度让“坦率”没有立足之地

对于辛格所提倡的“坦率”，人们的评价也许会一分为二。但从中也可以看出，即使在脑死亡问题上人们不够“坦率”，但脑死亡器官移植已经在社会上被广泛接受。主要是因为法律已将脑死亡认定为死亡。

一旦被立法，无论脑死亡是否可以真正被称作死亡，符合流程的器官移植就成为被社会认可的正当行为。

如此一来，再提出这个问题，甚至反对将脑死亡认定为死亡都是徒劳的。无休止的争论只会带来麻木和疲惫，比如早早就制定了相关法律的美国。而日本在 1997 年通过《器官移植相关法律》后也面临同样的问题。

日本医疗人类学家山崎吾郎针对这个问题发表了极具启发性的考证文章《脑死亡》，出自春日直树编著的《从人类学看世界》。

山崎也认为在脑死亡是否是死亡这一点上存在上述问题，但他对同意捐献器官的患者家属调查后发现，其实这一点对于家属做出捐献的决定并没有太大的影响。

山崎表示：“即使对于脑死亡没有特别深刻的理解，或者无法理解脑死亡的原理与过程，家属也有可能接受脑死亡就是死亡的结果，从而做出决定。此时，这个原本极具科学性，需要严谨论证的问题已经不需要再讨论了。”

山崎这么说并非认为脑死亡器官移植不合理。目前在日本，就算家属不清楚什么是脑死亡，但因为有相关的法律规定，家属就可以同意捐献器官。在山崎看来有问题的正是这种社会制度。制度为这种行为提供了可能性。

这种情况并非只出现在脑死亡器官移植问题中，同样的情况在现代社会中很常见。社会是由制度推动的，推动社会的各种机制在细节内容和组织结构上可能会有各种问题，但人们无须一一关注这些问题，只要按照一定程序推进就能得到希望的结果。虽然这里可能有普通人不了解的“黑匣子”，但只要不出大问题就可以了。这样的社会制度给我们带来了便利的生活。这是现代信息化社会中普遍存在的特征。

山崎将形成这种特征的结构称为“知识一体化”。只要认定脑死亡是死亡，做出器官捐献决定时就不需要了解这些相关问题以及所有的讨论过程。这种知识一体化一旦形成，对脑死亡器官移植问题的讨论就是徒劳的。因为知识一体化已经让人们习惯了某一事物。

“人体资源化”

哈佛标准制定委员会主任比彻提议将脑死亡作为新的死亡定义，他明确表示自己是基于“选择脑已经死亡，但其他器官还可以使用的这种状态是最合适的”这样一种价值判断。

人体是非常珍贵的资源，必须有效地加以利用。日本政治思想史学家田中智彦对于和《器官移植法》相关的这个问题发表了尖锐的意见(《追问生命伦理——为了那些我们不应忘却的》，收录在小松美彦、香川知晶编著的《构筑超生命伦理——再问生命伦理》一书中)。田中认为，法律为向他人捐献器官这种善意行为提供了法律保障，“但是从另一方面来说，这一法律也让人们认识到‘人是更珍贵的资本’的思想在民主主义下也可以得到贯彻”。

田中的意见展示了事实的两面性，一边提醒人们捐献器官的善意并非由反面的“恶意”而起，一边作为旁证引用了日本移植学会理事长在1997年《器官移植法》通过时的发言。发言中明确表示了他所指出的事实包含的意义：

> “死后将自己的器官提供给社会”的想法，还可以进一步发展成“用自己的组织和细胞”制造有用的医药品，

> 或是制造医疗材料。……承诺脑死亡后捐献器官的人认为“离开自己身体的东西就不再属于自己，而是归属于社会”。于是个人与社会达成了一致。如果没有器官移植，现在轰轰烈烈即将腾飞的生物产业就不可能成功。……通产省、农水省、科学技术厅、文部省以及厚生省等五个省厅的大臣针对生物产业互换了同意书，表示“2010 年要把生物产业打造成 25 兆日元的支柱产业”。

《器官移植法》通过后，我们的社会就在不断推动人体资源化。这一点在 2010 年后也依然没有改变，而知识一体化让我们产生了惯性。

虽然知识一体化带来了惯性，但问题并没有消失。在下一章中，我们将通过新闻报道来回顾这些问题点，来看一看脑死亡器官移植问题在知识一体化后的情况。

| 第十二章 |

你愿意捐献器官吗？

供体器官不足问题

日本《器官移植法》

在“脑死临调会”的报告公布后，经过一番波折日本终于在1997年通过了《器官移植法》。由于反对意见强烈，《器官移植法》并未将脑死亡无条件认定为死亡。只有本人通过书面表达同意在脑死亡状态下捐献器官，并且遗属也同意时，才能在法律层面上将脑死亡认定为死亡。

日本国内唯一进行移植登记的机构——日本器官移植网的官方网站对这一点有明确易懂的说明：

> 对于器官移植任何人都拥有的四项权利：
>
> 有死后“捐献”或“不捐献”自己器官的权利，或移植时“接受”或“不接受”器官的权利，任何一种意愿都必须受到尊重。在现有的《器官移植法》下，无论脑死亡是否被认定为死亡，任何人都可以有自己的判断和选择，每个人都有决定死后是否捐赠器官的权利！

器官移植网还表示“最终需要家属的承诺书，因此做决定前一定要和家人好好协商，互相沟通”，并且要求“如果在脑死亡状态下愿意捐献器官，必须填写捐赠卡”。

无论1997年的法律是否认定脑死亡是法律层面上的死亡，“每个人都可以有自己的判断和选择”。如果不同意在脑死亡状态下捐献器官，那么脑死亡在法律层面上就不属于死亡。是否属于死亡取决于个人的自主决定。

死亡的自主决定

《器官移植法》的出发点是1992年“脑死亡临调会”的最终报告，这篇报告中有一个章节“‘死亡的自主决定’以及对器官移植的许可”，从大多数人认可的脑死亡即为死亡的立场，阐述了对“死亡的自主决定”的见解。

大多数意见认为，将判定脑死亡是否是人的死亡这个决定权交给本人或家属是考虑到有些人不认可脑死亡的立场。但是，“承认人对死亡有自主选择权就会使本来应该是客观存在的‘死亡’概念变得模糊，使法律关系变得复杂又不稳定，这对于作为社会规范的死亡概念是不合适的”，因此不应该采用“死亡的自主决定”。也就是说日本通过的法律中采用了“不合适”的观点。

但是，死亡的概念“本来应该是客观存在”的吗？恐怕未必如此。因此日本《器官移植法》采纳脑死亡的自主决定并非“不合适”。

美国很早就用法律规定了脑死亡即为死亡，但在美国的生命伦理学家中依然有人高度评价日本的法律中承认自主决定权的内容。

从生命伦理的观点来看，要想一边坚持“捐赠者必须是尸体”的规则，一边开展脑死亡状态下的器官移植，就只能以死亡的自主决定来克服这个规则。实际上美国还是有一个州改变了将脑死亡一律认定为死亡的法律，引入了死亡的自主选择权。

因此我们还不能马上就断定死亡的自主决定“作为社会规范”是“不合适”的。1997 年《器官移植法》通过后，重视捐赠者本人意愿的理念得到了贯彻。

“如果没有本人意愿”该怎么办？

《器官移植法》中有关“死亡的自主决定”的部分遭到了强烈批评。不过人们批评的并不是自主决定权本身，而是如果本人不愿意就不能进行脑死亡器官移植的规定。

1997 年的《器官移植法》中规定脑死亡器官移植的前提是要有本人书面的意思表达。如果没有书面文件，即使家属也无法同意捐赠。法律规定只有 15 岁以上才能签署捐献文件，这样一来未满 15 岁的人就无法进行脑死亡器官移植。法律修订的焦点就在这里。

《器官移植法》是限时法，最初计划“在法律实施三年后，考察执行情况”，然后进行修订。但 1997 年 6 月通过的法律，到 1999 年 2 月才开始进行脑死亡器官移植，要等到实施三年后再考察执行情况时间又过去太久，因此很长时间这项法律都没有修订。直到 2006 年执政党才向国会提交了两个修订案，第二年在野党针对这两个修订案也提交了相应的提案。

修订的焦点在于原法律中不认可 15 岁以下的人进行脑死亡器官移植的规定。尤其是需要心脏移植的儿童，他们无法接受成年人的心脏，如果想要移植就只能去国外。而有的孩子除了移植没有其他治疗办法，于是孩子家人就会感叹“日本的医疗太落后”。父母会这么想也是可以理解的，因为如果是在美国，他们的孩子可能就会得救。

《器官移植法》的修订几经波折。2009 年执政党的其中一个方案获得通过，2010 年 7 月开始实施。修订内容是：将脑死亡一律认定为死亡；删除脑死亡状态下器官移植需要本人的书面意思表达的前提，规定本人没有明确表示是否愿意的，只要家属同意即可捐献。但是修订案公布后，日本厚生劳动省提醒，这一规定只适用于器官移植，并非对于脑死亡是否是死亡的法律界定。也就是说将脑死亡状态认定为法律层面上的死亡仅限于器官移植的情况。修订法案的语句表达原本并不会给人如此印象，而且修订案的提案人说，这是对死亡定义进行统一认定的法案。但日本厚生劳动省认为，脑死亡是否是死亡在日本还是个备受争议的问题，修订案并没有改变这一点。

《器官移植法》修订后，即使没有本人意愿，但家属同意就可以进行脑死亡器官移植。因此脑死亡器官移植的数量也有所增加。在法律修订前，从1999年最早的捐赠案例出现，到修订法案实施前的十年多时间里，依据本人意愿进行的脑死亡器官移植只有86例。从修订法案实施的2010年7月至2020年6月23日，共有613例。出于本人意愿捐献的占134例，通过家属同意捐献的有479例。经家属同意而捐献的数量远远多于经本人意愿的。

法律修订后，15岁以下者的脑死亡器官移植得以进行。这也是此次法律修订的焦点所在。在修订法案实施的第二年，也就是2011年，就有了第一例15岁以下者的器官捐献，接受心脏移植的是一名10多岁的患者(见表12-1)。2012年出现了不满6岁的捐献者。通过修订法案，日本改变了上文所提到的“落后”状态。

表12-1　脑死亡儿童器官捐献数量变化

年份 年龄	2011	2012	2013	2014	2015	2016	2017	2018	2019
15~18	1		1			1	2	2	3
11~14	1		2	1	1		1	1	3
6~10					1		1	2	2
6岁以下		1		1	2	2	2	2	5
总计	2	1	3	2	4	3	6	7	13

出处：日本移植学会 Fact book 2019

赴海外移植的现状

解决儿童器官移植问题只不过是推进器官移植的手段之一，还有一个无法回避的更严重的问题——供体器官数量不足。在日本，从 2006 年到 2007 年间这一问题越来越突出。

2006 年 4 月，可能是为了配合《器官移植法》修订案，日本厚生劳动省调查组发表了调查结果，揭示了日本人赴国外器官移植的现状。首先使用调查问卷的方式，以肾脏和肝脏的移植机构为对象，调查是否接诊过在海外接受移植的患者。进行调查的背景是亚洲各国移植案例的增加，引起了人们的重视。

根据调查组的报告，1984 — 2005 年日本至少有 522 人在国外接受了心脏、肝脏、肾脏移植。接受心脏移植的 103 人中，最多的是在美国，有 85 人；接受肝脏移植的有 221 人，其中 20 人在澳大利亚，19 人在美国；接受肾脏移植的有 198 人，目的地涉及 9 个国家(见表 12-2)。

这项调查的对象是日本移植学会的会员机构，实际上去国外接受移植的患者数量会更多。

表 12-2 日本赴国外移植器官现状调查(1984 — 2005 年)

心脏	103 人(美国 85 人、德国 9 人、英国 7 人、加拿大和法国各 1 人)
肝脏	221 人(12 国：澳大利亚 20 人、美国 19 人)
肾脏	198 人(9 国：菲律宾 20 人、美国 18 人)

(来源：2006 年 4 月，日本厚生劳动省调查组对日本移植学会的会员机构的调查结果)

据报道，世界卫生组织(WHO)要求各成员国对器官移植的捐献人和接受人做好信息管理。世卫组织的这一反应被认为是对日本等一些国家的批评。由于本国的器官捐献者较少，因此这些国家的患者会去其他国家进行移植。如果各国贯彻世卫组织的要求，那么包括儿童器官移植在内的所有赴国外器官移植都将变得不可能实现。日本众议院的厚生劳动委员会马上开始着手修订《器官移植法》，以解决 15 岁以下患者的器官移植问题。因此，久拖不决的《器官移植法》修正案才得以在 2009 年 6 月在众议院获得通过。

虽然修订后的《器官移植法》允许未满 15 岁的人捐献器官，但事实上，从 2011 年出现第一例之后，到 2019 年只有 31 例未满 15 岁者捐献器官。因此现在依然有儿童去国外接受器官移植。虽然面临巨大的经济负担和医学方面的危险，但患者和家属还是不得不远赴海外，这与法律修订前相比并没有太大的改变。

增加器官移植的办法

去国外接受器官移植自然是因为全世界普遍存在的供体器官数量严重不足。由于日本国内的器官移植数量少，因此格外强调这一点。这也是大多数日本媒体的一贯论调。

为了回应这些批评，日本厚生劳动省于2006年4月扩大了器官移植中健康保险的适用范围。

以前只有活体肾移植、死体肾移植、活体肝移植适用健康保险。修改之后心脏移植、脑死亡肺移植、脑死亡肝移植以及胰脏移植都纳入了健康保险范围。

同时日本还新设器官摘取及移植相关技术费这样的项目，允许器官提供机构收取脑死亡判定时的诊疗报酬。无论对提供方还是接受方来说，纳入健康保险至少会减轻部分负担，从制度上使移植变得更容易了。

器官移植是典型的高额医疗。例如心脏移植，虽然2001年的资料有些老旧，据统计需要检查费200万日元、手术费280万日元、住院费1060万日元、药费87万日元，出院后平均还需要花费450万日元。如果这些都由个人负担，那么只有具备相当经济实力的人才能接受手术。如果要去国外接受移植费用还会再增加几倍。

偶尔会有日本媒体大篇幅报道儿童去国外接受移植时通过募捐来筹措费用，有时募捐金额达数亿日元。此类报道的重点往往都是人们表现出的善意。

不得不依靠人们的善意是因为需要筹措高额的医疗费，否则就无法移植。这就是器官移植的现状。

现在日本已经把所有的器官移植纳入了健康保险的适用范围。个人负担部分只有二到三成，超过一定额度还可以使用大额疗养制度。但并不是说器官移植所需的医疗费下降了。不仅是器官移植，整个社会都面临着高额医疗的问题。从总人口来看需要高额医疗费的人数非常少，但如何确定健康保险的适用范围，体现了社会对这少部分人的态度。在器官移植上，日本选择由社会来负担。

活体器官移植

这一选择还不足以解决供体器官不足的问题。《器官移植法》修订后脑死亡器官捐献数量有所增长，但是与心跳停止后的器官捐献合并统计的数据却呈下降趋势。有关学会甚至将这种情况称为器官移植的“危机”（见表 12-3）。在日本相应的活体器官移植数量有所增长。活体肾移植、活体肝移植被纳入健康保险也是因为这一点。

表 12-3 1995 — 2019 年日本器官移植数量变化

年份	心跳停止状态下捐献数量	脑死亡状态下捐献数量	合计	年份	心跳停止状态下捐献数量	脑死亡状态下捐献数量	合计
1995	62		62	2008	96	13	109
1996	98		98	2009	98	7	105
1997	82		82	2010	81	32	113
1998	83		83	2011	68	44	112
1999	85	4	89	2012	65	45	110
2000	71	5	76	2013	37	47	84
2001	71	8	79	2014	27	50	77
2002	56	6	62	2015	33	58	91
2003	75	3	78	2016	32	64	96
2004	90	5	95	2017	35	76	101
2005	82	9	91	2018	29	66	95
2006	82	13	95	2019	28	97	125
2007	92	13	105				

出处：日本器官移植网 News letter、2019、vol. 23

活体肝移植是把活人的肝脏切下一部分用来移植，第一例活体肝移植出现在 1988 年的巴西。1989 年，日本的岛根医科大学实施了日本的第一例活体肝移植手术，将一位父亲的肝脏移植给其年幼的儿子，引起了社会关注。之后日本的活体肝移植实施数量不断增长。日本目前有 50 家移植机构，2001 年后，每年的移植数量超过 400 例。

活体肝移植和心脏移植一样都是典型的高额医疗，手术费用大约在 1000 万日元以上。手术数量多，自然就有纳入健康保险的呼声。2003 年活体肝移植纳入健康保险后，第二年的手术数量就超过了 550 例，总数超过了 2500 例。

活体肝移植时，如果是父母给孩子移植，只需要切取肝脏左叶，左叶只占肝脏整体的三分之一。而成年人给成年人移植时则要摘取占整体三分之二的右叶，如果移植的肝脏重量不足患者体重的 1%，移植后的肝脏负担将会过大，手术的成功率不高。因此也有同时从两个人的身上摘取一部分肝脏进行移植的情况。

活体器官移植早在 20 世纪 60 年代就出现了，当时进行的是肾移植。可以说活体肾移植是移植医疗的先锋。但在美国等国家，最初医生们认为活体移植会损害捐献者的身体健康，因此从伦理角度不希望进行活体器官移植。

人虽然有两个肾脏，缺一个也能活，但不代表另一个肾脏就没用。肾脏是人不可或缺的器官，当一个出问题时，另一个健康的肾脏能保命。所以从健康人的身上取出肾脏是否合适，移植医生们对此也有疑问。

因此，以前大多数国家都遵守“供体为尸体”的原则进行器官移植，活体器官移植只是紧急情况下的特例。但奇怪的是，日本在《器官移植法》实施后，脑死亡器官移植数量依旧很少，反倒是以肾脏和肝脏为主的活体器官移植增长趋势明显。结果日本成为活体肝移植大国。

活体肝移植捐献人之死

但随着活体器官移植数量的飞速增长，一些问题也浮出了水面。日本京都大学医院一直积极实施活体肝移植，2003 年 5 月该院报告了全日本首例肝脏捐献人死亡的案例。一位年近 50 的母亲给女儿提供肝脏后引发肝功能不全，虽然后来自己也接受了肝移植，但最终还是死亡了。

接受移植的女儿患有胆道闭锁症，首先接受了来自父亲的活体肝移植。然而之后病情恶化，需要再次进行肝移植。这时可以提供肝脏的近亲只有母亲。母亲原本就患有脂肪肝和高血压。但母亲强烈希望挽救女儿的生命，因此进行了活体肝移植。

在这一例捐赠人死亡的案例出现之前，器官捐献人群就呼吁医学界对活体器官移植现状进行调查。但相关学会在京都大学医院报告了死亡案例之后才开始调查。

日本肝移植研究会于 2004 年发表了调查结果，这次调查收到了 1480 人的回答。

调查显示，术后两三年有58%的捐献人“存在某些症状”，主要有手术伤口的瘢痕萎缩以及感觉麻木、易疲劳、腹胀及感觉异样等；有40%的捐献人表示对健康感到不安，甚至有10%发展到离婚或断绝某些人际关系；另有26%的捐献人手术后没有接受定期诊疗。

这个调查结果显示，活体肝移植明显具有罔顾捐献人健康的一面。器官移植这种医疗行为不仅与接受人有关，与捐献人也有密切的关系。这一点一直没能得到重视。

活体肝移植的现实

2006年7月，有媒体报道日本群马大学医院在活体肝移植中发生了医疗事故。这次医疗事故发生在前一年11月的一场活体肝移植手术中，造成肝脏捐献人下半身麻痹，原因是主治医生对捐献人使用了大量抗凝剂，剂量达到医学会指导剂量的2~5倍。在这个案例中，这名50多岁的女性捐献人给自己的丈夫提供了一部分肝脏，其丈夫是重度肝病患者，在移植手术3个月后死亡。

公布了医疗事故的群马大学医院在8月又公布了一例对术前重度肝硬化的高风险患者实施活体肝移植的治疗成果。群马大学医院的活体肝移植由第一外科和第二外科进行。

其中第一外科在 2004 年 1 月到 2006 年 6 月间共进行了 15 例活体肝移植。高风险移植患者 9 人中有 7 人死亡，整体有 8 名患者在术后还没出院就很快死亡，死因几乎都是感染。2000 年 9 月至 2006 年 6 月实施的 35 例活体肝移植手术中，有 15 人死亡。从五年生存率看，截止到 2003 年有 20 例，占 77.4%，而 2004 年 1 月到 2006 年 6 月急速下降到 55.3%。

第二外科从 1999 年起共实施了 16 例活体肝移植，五年生存率为 75%。

日本国内医疗机构整体的五年生存率为 76.1%，群马大学医院第一外科 2004 年之后的成绩与之相比确实很低。发布这个数据的新闻报道同时登载了第一外科教授的话，“群马县内其他医疗机构介绍来的重症患者越来越多，而对于这些只剩下移植这一条路的患者我们不能拒之门外”。的确，需要进行肝脏移植的患者病情都非常严重。只看五年生存率并不能说明第一外科的手术存在问题。

医疗效果有时只能用数字说话，但数字体现的不过只是一部分结果。五年生存率也是一样。术前术后的情况及中间的过程仅从数字是无法判断的，群马大学医院公布的案例就是这样。这是我们在讨论时需要注意的。

不过这些报告至少会让人明白活体肝移植等器官移植处于怎样艰难的境地。当然，皆大欢喜的器官移植也不是没有，只是媒体的报道很少见。

日本神户市以建立医疗产业型都市为目标，于2014年在港湾人工岛上建立了神户国际前沿医疗中心，现在这个中心已经破产。医疗中心的院长是引领日本活体肝移植的京都大学医院院长，参与的移植手术达2000例。中心建立之初的目标是成为亚洲医疗中心，因此也积极招募并接受来自国外的活体肝移植患者。但是不到半年，2015年4月，就有报道指出接受活体肝移植的患者中——包括海外患者在内——相继死亡。最终院长辞职，医疗中心停业，并于2016年宣布破产。这个医疗中心的破产也许和活体肝移植没有关系，但深刻地反映出最先进的医疗在现代日本社会面临的现状。

多米诺肝移植

在京都大学医院活体肝移植捐献人的死亡病例中，捐献肝脏的母亲在死亡之前自己也曾接受过肝移植，她所接受的肝移植被称为多米诺肝移植。

在日本厚生劳动省指定的疑难病中，有一种称为“家族性淀粉样变多发性神经病”(familial amyloid polyneuropathy，FAP)的疾病。这类疾病主要因肝脏形成的异常蛋白质沉积在神经而引起。前面的“家族性”三个字表示 FAP 是遗传性疾病，并且是显性遗传病，具有这种基因的人一定会发病。早的话在 20 多岁就会发病。开始是知觉异常，最后会发展到器官，发病后 10 年左右死亡。发病后除了把产生问题蛋白质的肝脏摘除后移植健康的肝脏以外没有其他办法。

在 FAP 患者的肝脏移植中出现了多米诺肝移植这种方式。给 FAP 患者进行移植时需要将引发 FAP 的主要原因——产生问题蛋白质的肝脏予以摘除。但摘除的肝脏并不会废弃，而是用于因其他疾病需要移植肝脏的患者，这就是多米诺肝移植。

摘出的肝脏虽然是有病的肝脏，但一般认为这种肝脏产生的异常蛋白质至少需要 20 年才能在体内沉积。在这期间，即使移植了 FAP 患者的肝脏，接受移植的患者也不会引发 FAP。对于罹患肝癌只有不到一年生命，除了移植以外没有其他办法的患者来说自然是可以接受的。

自从 1995 年在葡萄牙实施了第一例多米诺肝移植以后，世界各国都开始尝试，10 年间实施了 500 例以上这样的手术。日本从 1999 年也开始了多米诺肝移植。接受移植的患者虽然也有因肝癌死亡的，但没有一例是 FAP 病例，移植接受人的状态良好。

但 2006 年 7 月，有消息指出，在京都大学医院接受了多米诺肝移植的 50 多岁的女性患者罹患 FAP。患者是日本第一例接受多米诺肝移植的病例。在接受移植 7 年后发病，说明此前认为至少

20年没问题的说法明显是没有根据的。

在日本开始考虑进行多米诺肝移植时，大多数从事基础医学的人员对此持慎重的意见，这些人员都是研究FAP的致病基因以及基本疾病机制的。但是移植医生对这些意见置之不理，这才有了多米诺肝移植。

对于那些除移植以外没有其他办法的患者，从感情上的确很难保持慎重的意见。但这并不能成为理由。

违反《器官移植法》的事件

2006年日本发生了一起令人震惊的事件。2006年10月，第一次有人因违反《器官移植法》被逮捕。被逮捕的是一名59岁男性以及和他有亲属关系的一名女性。这名男性是一家水产公司的董事，一个月前在日本爱媛县宇和岛德洲会医院接受了活体肾移植。这两人向肾脏捐献者支付了30万日元现金以及价值150万日元的车辆作为回报，违反了《器官移植法》第11条“禁止器官买卖”的规定，因此被逮捕。

12月，在松山地方法院宇和岛支院的审判中两名被告均承认了犯罪事实，被判处拘役一年，缓刑三年。这一案件是因器官捐献者——一名59岁女性举报而被发现的，但她也被处以100万日元的罚金。

在审判中两名被告提出他们与主刀医生就谢礼的问题进行过协商，金额是在医生的建议下按通常标准支付的。但主刀医生对此予以强烈否认，最终在审判中也没有追究医生的责任。

2012 年同一名主刀医生实施的活体肾移植手术中，又有相关人员因违反《器官移植法》而被逮捕。一名慢性肾功能不全的医生通过暴力团(黑社会)成员的介绍，支付 1000 万日元与一名原暴力团成员虚构养子关系，准备接受活体肾移植，但因对方又要求支付更多的现金而放弃了。之后不久，他又通过其他暴力团干部的介绍，将一名 21 岁的男性认为养子，支付了 800 万日元后接受了活体肾移植。

根据日本移植学会和日本临床肾移植学会于 2014 年共同发表的《活体肾移植捐献人指导方针》，活体肾移植的捐献者(供体)“原则上只能是亲属”(日本民法中认定的亲属关系)，“在捐献肾脏以前必须对捐献人的身体、心理以及社会背景进行充分评估”。但实际上如果能在法律层面上确定是亲属关系，马上就能进行移植。有些患者在办完收养手续后马上向以前没有去接受过诊疗的移植机构提出移植申请，如果这家机构提出要按照指导方针进行评估，患者就会立即转向其他愿意移植的机构。在现实中要按照指导方针进行评估很难行得通。

移植问题肾

2006年违反《器官移植法》的案件曝光后，当事的主刀医生所实施的肾脏移植手术开始引起关注。早在日本的《器官移植法》实施之前，这名医生及其团队就在日本的中国地区①、四国地区单独且频繁地实施器官移植。当时他们移植的是有问题的肾脏。

据调查，爱媛县宇和岛德洲会医院自2004年4月开业以来，共进行了81例活体肾移植（不包括被起诉的涉及器官买卖的手术）。其中11例手术中移植的是其他患者因疾病摘取的肾脏，大多是因良性肿瘤或动脉瘤，甚至还有肾癌。移植问题肾脏是一个很大的问题。

首先，移植本身就不健康的肾脏是否合适？是否能保证不发生类似多米诺肝移植的问题？处于发病期的肾癌肾脏肯定是不适合移植的。即使是经过治疗后的肾癌肾脏，在移植后必须使用的免疫抑制剂也会使肾脏的免疫力降低，存在癌症复发的风险。

其次，摘取还可治疗的肾脏是否合适？如果肾癌的肿瘤较小，可以切除部分而不用摘除肾脏；如果是肾脏尿管狭窄或动脉瘤的

① 日本的中国地区，位于日本本州的西部，包括冈山县、广岛县、山口县、鸟取县、岛根县。

话，也可使用人工插管，一般不用摘除肾脏就能进行治疗。当然也有摘除肾脏的情况，但这种情况下摘除的器官即使移植了也可能无法发挥功能。总之移植本身就不健康的肾脏会带来很多问题。实际上那名德洲会医院的医生移植的不健康肾脏大部分都存在明显的功能不全问题。

在移植问题肾的新闻发布会上，媒体争相报道了当事医生的发言。据2006年11月5日《朝日新闻》的报道，当事医生称移植问题肾是“因信念而为”，面对等待移植的患者迫切的愿望，他实在无法说出所谓伦理道德的漂亮话。他坚称已向患者充分说明了问题肾脏的危险性，并为患者移植了还可以使用的肾脏。虽然有人认为摘取这些问题肾脏是不对的，但有些患者其实是希望切除自己不健康肾脏的。

这名医生坚持认为在移植器官不足的情况下，移植问题肾并不是什么大不了的问题。他经常向团队的其他医生表示，如果有患者摘除不要的肾脏就可以用来移植。

2007年3月，日本肾移植相关学会发表声明，否定了移植问题肾脏的行为。7月，日本厚生劳动省修订了《器官移植法》的应用指导方针，规定除临床研究之外禁止移植问题肾。

不过这个禁止措施并没能解决问题。2008年年末，7名慢性肾功能不全患者向松山地方法院提起诉讼，要求5名日本移植学会干部撤回对问题肾移植的否定声明，并要求支付6000万日元的赔偿金。同时，由执政党和在野党国会议员组成的“讨论问题肾移植跨党派会”决定要求日本厚生劳动省重新审定指导方针。

2009 年 1 月末，日本厚生劳动省向医疗机构发出通知，表示对于移植问题肾的临床研究“没有特别限制”。2 月，宇和岛德洲会医院决定，按照厚生劳动省临床研究指导方针，对移植问题肾进行重新审查，并再次开始移植。3 月，香川县议会通过了要求开展问题肾移植的意见书。但是日本移植学会一直秉持慎重态度，认为在原则上移植问题肾依然存在医学方面的问题。2014 年，松山地方法院做出的判决中，也认为日本移植学会的判断没有违法，判定患者方败诉。可是到了 2017 年，日本厚生劳动省却一改以往的方针，发布通告认定移植问题肾为先进医疗方式。

各方在移植问题肾上的态度变化，体现出日本对增加捐献器官数量的呼声日渐增强，最终影响到了《器官移植法》的修订。

以脑死亡是否属于死亡开始的脑死亡器官移植问题的争论，不知不觉中改变了争论的内容。这也是《器官移植法》实施带来的结果。

但是通过修订《器官移植法》就能解决问题吗？在下一章我们将讨论法律修订问题以及器官移植相关问题的背景。

| 第十三章 |

生命属于你吗？

医疗技术的进步与人类的生命

《器官移植法》修订以来的情况

在日本，一直存在供体器官短缺的问题。这一点在《器官移植法》修订后也并未改变。虽然脑死亡者提供的供体器官有所增加，但心脏停搏后的器官移植反而有减少的趋势。虽然近来有缓慢增长，但从“死者”那里获得器官的移植病例数并没有太大变化。

器官移植最多的是肾脏。从日本器官移植网站上的统计信息就能略知一二。

日本肾脏移植的登记开始于1995年4月。截至2020年11月30日，在网站上登记的肾脏移植患者有13 084人。累计登记人数46 046人，其中已完成死体移植的有4117例(包括脑死亡移植的930例)，活体移植的有3050例，死亡4400例(见表13-1)。

随着日本人口老龄化的加剧，接受肾透析的患者人数也逐年增加，每年都超过30万，2018年达到了34万。日本国民中，每372人中就有1名透析患者。在不透析的时间里，他们就要在肾脏无法工作的情况下生活。当然，他们的日常生活中有很多限制，这也许是很多透析患者在是否接受透析上犹豫的原因。不过，要是能接受肾移植，让肾功能恢复正常，那就能从每周三次、每次四五个小时的透析中解脱出来，日常生活也不再受限制。理解了这些，才能真切体会到一边透析一边等待移植的患者们的殷切期盼。

表 13-1　等待器官移植患者登记数(2020 年 11 月 30 日)

	心脏	肺	肝脏	肾脏	胰脏	小肠
现有登记人数	891	433	340	13 084	199	6
已完成死体移植	565	555	644	4117	413	20
取消	43	32	401	21 383	95	4
死亡	448	667	1445	4400	65	6
已完成活体移植	–	65	560	3050	4	0
日本国外患者	69	4	34	–	0	0
累计登记人数	2016	1756	3424	46 034	776	36
登记开始时间	1997 年 10 月	1998 年 5 月	1997 年 10 月	1995 年 4 月	1996 年 6 月	2000 年 1 月

出处：日本器官移植网

日本每年进行的肾移植手术在 900 例左右，偶尔会有上千例的年份。但与等待移植的患者人数相比，这一数量是非常少的。

于是要求修订《器官移植法》的呼声越来越高，但在很长一段时间内都未能实现。2009 年 7 月，修正案终于获得通过，2010 年 7 月 17 日正式实施。根据提出修正案的议员对法案的说明以及修正案条文中的规定，脑死亡可认定为死亡。另外，对于器官移植的供体没有年龄限制，只需要家属同意。这次修订中并没有出现改变原法案尊重死者本人意愿这一理念的内容。但实际上，这种理念在修正案中早已消失不见了。

在修正案的讨论阶段，媒体上对世卫组织要出台器官移植新规的报道铺天盖地，这对修正案的通过不可避免地产生了很大影响。在修正案通过前，一度流传世卫组织要禁止去国外进行器官移植。还有报道说修正案中提到的器官移植条件与世卫组织推荐的完全一样。现在看来这些都是假新闻。法律修订后，并没有禁止前往国外进行器官移植。2017 年年底，甚至有报道说日本厚生劳动大臣表示，正在考虑将在国外进行的器官移植纳入国民健康保险。总之，法律修订时，出于外部压力，早就将一贯的理念和谨慎抛之脑后了。

供体器官不足是常态

相关法律的修订并不能改变供体器官不足的情况。这一点在法律修订前就可以预测。因为任何一个实施器官移植的国家都面临同样的问题。

同样是器官移植大国，美国经常被拿来与日本比较。美国同样存在供体器官不足的问题。从20世纪90年代起，脑死亡者提供的器官数量就没有太大变化。世卫组织支持国际移植学会反对跨国移植的主张，主要原因并非器官买卖的问题，而是供体器官不足。

一直以来，由于涉及的伦理问题较多，美国并不提倡活体器官移植，除非是紧急情况。不过由于供体器官数量一直不足，美国也开始将活体器官移植作为一种普通的器官移植方式加以推进。日本是活体肝移植的大国，美国对此十分关注，美国国内的相关移植手术数量也在逐渐增加。

日本移植学会的2019年度报告中，列出了2017年有关日美在肝移植方面的数据比较——美国8250例，日本401例。从脑死亡器官移植和活体器官移植的比例看，日本是15%(60例)与85%(341例)，美国则是98%(7849例)与5%(401例)，移植总数上的差异之大让人吃惊。有意思的是日本全年的移植数正好等于美国全年的活体移植数——虽然美国不再将活体移植看作伦理问题，活体移植的比例也很小，但从绝对数量上看并不少。

顺带说一下，在美国的器官捐献者中，脑死亡者中三分之一是由于交通事故，五分之一是中枪。当然也有部分患脑部疾病的捐献者。在其他国家，脑死亡的大部分原因是交通事故或其他事故。

供体移植器官不足并不是最近才出现的。早在1993年，美国匹兹堡大学就提出建议在已经确定无法挽救的患者即将死亡之前摘取心脏用于移植，这在当时引起了轩然大波。这也是针对供体器官不足而想出的对策。

这个被称为《匹兹堡议定书》的提议在美国遭到了强烈的反对，但要求降低器官移植门槛的压力从未减轻过。

《匹兹堡议定书》只是一个前奏，接下来对器官移植所涉及的心脏停止跳动标准的要求愈加简便。

不拒绝就代表同意?

1997 年实施的日本《器官移植法》规定，脑死亡状态下的器官移植需要本人的书面同意以及家属同意。在相关法律修订时，由于这一规定提高了器官移植的门槛，因此最先成为人们指责的对象。

其实《器官移植法》修订的主要目的就是降低移植的门槛。

从其他各国的情况看，也有许多国家只需要捐献者家属的同意就可以移植。在欧洲某些国家，甚至只要本人没有明确表示不愿移植，就可以根据医生的判断，从脑死亡患者身上摘取器官。在这些国家里，除非患者事先在政府部门做过拒绝提供器官的登记，否则一旦被判定脑死亡，就自动成为器官捐献者。

如果把需要捐献者本人同意的方式称为“opt-in”方式，那这种不拒绝就代表同意的方式就是“opt-out”方式。两种方式大相径庭，后者无疑大大降低了器官移植的法律门槛。日本也有人主张要采取这种方式。

法律规定,《器官移植法》每三年修订一次,于是旧厚生省成立了专门的研究组,研究组组长是上智大学教授町野朔上。2000年,研究组发布了题为《〈器官移植法〉相关研究》的研究报告。

研究报告中指出,如果器官移植必须以本人明确同意作为前提条件,会导致部分移植——例如儿童的器官捐献移植——无法实现,因此研究报告认为“(这一条件)的确增加了器官移植实现的困难程度”。

因此修订相关法律时必须放弃“死者自主意愿”这一条。研究报告提出的理由是,人类本来就具备死后捐献自己器官的天性。

这份研究报告的内容颇为耐人寻味,部分引用如下:

> 如果我们认可这个前提——即使对素未谋面的陌生人,人类也存在善意,那么,我们就可以得出这样的结论——即使人们没有在生前明确表示过愿意提供自己的器官,我们也可以认为他本来就有这样的意愿。当然,如果他在生前明确表示过不愿捐献,我们必须尊重本人的意愿。但只要没有明确表示过拒绝,捐献器官就是符合人类本性的。换句话说,人类本来就具备在死后捐献自己的器官的天性。

在这里已经将死者的决定转化为人类本性的决定。其背后的观点是人类的身体在其死亡后属于公共财产。如果认可这一观点，那只需要医生做出判断即可进行器官移植。这就是“opt-out”方式的理由。

法国也面临供体器官不足的问题

法国是采用“opt-out”方式的一个比较典型的例子。自从正式将脑死亡患者作为器官移植捐献者开始，法国就一直采用“opt-out”方式。但后来出现了医生擅自使用脑死亡患者遗体做医学实验的丑闻，法国舆论也出现了对医生的批评，认为医生的权限过大。因此为了尊重拒绝移植的患者以及家属的意愿，给医生的权限增加了限制条件，不过，原则上法国还是继续采取“opt-out”方式。

法国的器官移植由一个名为“生物医学机构”的官方机构负责管理。在发达国家中，法国是较早推动生命伦理方面立法的国家。1994 年，法国就在已实施的民法、刑法、保健法等法律中做出了器官移植的相关规定。后来又以生命伦理相关法的形式进行了整理、修订，2004 年正式出台了《生命伦理法》。“生物医学机构”就是依据该法设立的，相当于日本的器官移植网，除了负责器官移植之外，还有生殖医学、胚胎学、遗传医学等工作，目前还致力于推动精子和卵子的捐献工作。

从“生物医学机构”提供的数据看，法国与日本的器官移植数量根本不在一个等级(见表13-2)。以2019年心脏及心肺共同移植为例，日本分别是84例和0例，法国则是425例和9例。法国的人口在2019年约为6700万，只有日本的一半。从人口基数看，差距更大。从移植总数看，根据现有的2018年的数据，日本的移植总数为2430例，法国则达到了日本的2倍。如果考虑人口基数，就达到了日本的5倍以上。

表13-2　2015 — 2019年法国的器官移植数量

	2015年	2016年	2017年	2018年	2019年
心脏	471	477	467	450	425
心肺共同移植	8	13	6	9	9
肺	345	371	378	373	383
肝脏	1355	1322	1374	1325	1355
(其中，活体肝移植)	(15)	(5)	(18)	(20)	(19)
肾脏	3486	3615	3782	3567	3641
(其中，活体肾移植)	(547)	(576)	(611)	(541)	(508)
胰脏	78	(90)	96	78	84
小肠	3	3	2	3	0
总计	5746	5891	6105	5805	5897
(其中，活体移植)	(562)	(581)	(626)	(561)	(527)

出处：L’agence de la biomédicine

但法国也存在供体器官不足的问题。等待移植的登记患者，2015 年为 13 839 人，2016 年为 14 577 人，2017 年为 15 538 人，2018 年为 16 413 人，但能接受移植的最多只有 40%（即使如此也是日本的 2.5 倍）。“生物医学机构”一直在强调供体器官不足的问题，尤其是在接受移植总数比前一年下降的 2018 年，产生了危机感。因此，“生物医学机构”一直将扩大器官捐献者范围作为自己的首要任务。

法国之所以有危机感，还有一个原因在于它的邻国西班牙。在每百万人口中死者提供器官捐献的比例上，西班牙连续数年居于世界首位。

西班牙 2019 年的器官捐献者数为 2301 人，移植数量 5449 例。根据国际器官移植捐献登记，2019 年西班牙每 100 万人口中死者提供器官的数量为 49.61 人，这一数量远远高于排名世界第二的美国（36.88 人）以及排名欧洲第二的葡萄牙（33.8 人）（见表 13-3）。

表 13-3　每 100 万人口中死者提供器官捐献数量（2019 年）

国家	器官捐献者人数（每 100 万人口）
西班牙	49.61
葡萄牙	33.8
法国	33.25
英国	24.88
德国	11.2

续表

国家	器官捐献者人数(每100万人口)
荷兰	14.93
美国	36.88
中国	4.16
韩国	8.68
印度	0.52
日本	0.99

出处：器官捐献与移植国际登记处(INTERNATIONAL REGISTRY IN ORGAN DONATION AND TRANSPLANTATION)

和法国一样，西班牙也采用“opt-out”方式，而且西班牙还设立了以“西班牙国立器官移植机构”为主的完整体系，来推动器官移植。西班牙在国内所有医疗机构中都设立了由医生、护士组成的移植协调组，一旦出现有可能提供器官移植的患者，他们就会立即开始做好相应的准备工作，比如维持器官的良好状态、在医生下达脑死亡诊断的同时取得患者家属同意。这种“西班牙模式”也受到日本专家们的关注，并得到推广。在西班牙，因未能接受器官移植而死亡的患者人数比例一直不超过10%。

借鉴邻国西班牙的成功做法，法国的“生物医学机构”目前致力于马斯特里赫特Ⅲ类器官移植的推广。

马斯特里赫特分类(Maastricht Classification)是1995年在荷兰马斯特里赫特召开的国际会议上提出的。马斯特里赫特分类根据心脏停止跳动的原因，将捐献者分为五类。其中的Ⅲ类指有计划地撤除生命支持措施后，等待心脏停搏的濒死患者。在日本大家基本都知道，如果已经得到移植的许可，肾移植时可以在捐献者心跳停止前做移植的准备(保持肾脏的活力)。这就是马斯特里赫特Ⅲ类移植。

马斯特里赫特Ⅲ类移植的目的是保持移植器官的活力。因为血液一旦停止流动，器官就会迅速衰竭，越有活力的器官移植的成功率才会越高。医疗团队在获得捐献者本人及家属的同意后，会灵活处理，努力提高移植的成功率。与日本相比，法国已经将脑死亡患者的器官移植做到了极限。为了缓解供体器官不足，只能在马斯特里赫特Ⅲ类移植中想办法。“生物医学机构”的目标是在2017—2021年，大力推广基于马斯特里赫特Ⅲ类进行的供体器官来源筹集。

供体器官不足的原因

同样是供体器官不足，在法国和在日本这一问题的意义截然不同。那些推动器官移植的人们，更是有着本质的区别。器官移植和供体器官不足其实是一个问题的两个方面，无法将两者完全割裂开来。笔者曾经遇到一位著名的器官移植方面的医生，他说如果采用“opt-out”方式，降低器官移植的门槛，日本就能解决供体器官不足的问题。但这一说法显然是有问题的。

器官移植数量远高于日本的法国为什么也存在供体器官不足的问题呢？“生物医学机构”给出的解释是器官移植已经成为一种常规的医疗方式。

20 世纪 80 年代之后，器官移植从一种实验性的医疗方式逐渐成为常规的医疗方式。这一改变扩大了器官移植的治疗对象。

目前肝癌患者也是肝移植的对象。像癌症这种较为常见的疾病一旦可以用移植来治疗，那自然无法提供充足的、可供移植的器官。器官移植手术的普及激发了潜在需求，扩大了需接受移植的患者人数，于是长期来看移植所需器官不足就难以避免了。

美国作为一个移植大国，也一直在讨论是否应该按照所患疾病的类别确定患者获得移植的优先顺序。这又涉及了前文提到的生命伦理的最初的问题——“谁能获得生存下来的机会”。

由于文化背景的差异，降低移植门槛这种事在日本其实很难实现，但我们不妨先如此假设。如果是这样的话，就不会有供体器官不足的遗憾发生吗？

的确有许多人会因此而拍手称快，但有越来越多的人能接受移植的同时，也会有越来越多的人无法接受移植。

医疗技术的进步在带给人们希望的同时，也增加了人们希望无法实现之时的遗憾。器官移植的普及化，让我们的社会陷入了一个无法逃离的负面循环。

这其实是一个典型的事例——医疗技术的进步提高了人们从疾病中获得救治的可能，但能救治却最终无法获得救治的患者也许更多。人们又会如何看待这一问题呢？

“善良的撒玛利亚人”

《圣经》中有一则关于善良的撒玛利亚人的寓言：

一个人被强盗打劫，受了重伤，躺在路边。有祭司和利未人路过但不闻不问，因为他们都与犹太教的圣职有关，必须避开污秽。

唯有一个撒玛利亚人路过，善意照应他，还自己出钱把犹太人送进旅店。第二天撒玛利亚人着急赶路，给旅店主人留下钱财拜托旅店主人照顾伤者。还说如果钱不够待他返程时再付。

讲完这则寓言，耶稣问门徒这三人中谁才是受伤之人的好邻人呢？有人回答是撒玛利亚人。耶稣说：“你去做同样的事吧。”

在耶稣时代，犹太人蔑视撒玛利亚人，认为他们是耶路撒冷人和移民混血的异族人，是受歧视和迫害的对象。但撒玛利亚人帮助别人且不要任何回报。这则寓言所说的就是这样一种道德行为的代表。

对于撒玛利亚人的高尚道德没有人有异议。高尚的道德情操并不仅是遵从宗教的教义，而且是一种对他人的善意。

但问题是我们应该主动要求这种善意吗？应该要求到何种程度？包括器官移植问题在内的所有生命伦理问题，迫使着我们向所有人表达善意，甚至包括那些从无善意的人。

“最低限度、 符合常识的撒玛利亚主义”

美国的女哲学家朱迪斯·汤普逊曾讲过一个故事：

> 某天早晨，你醒来发现自己躺在医院的病床上，你的背部插着管子和一位著名的小提琴家连在一起。医生进来向你说明情况。原来这位著名的小提琴家患有重病，只有你的肾才能救他，于是他的乐迷绑架你，并把你送到医院做了手术。
>
> 医生继续说，如果当初了解情况他是不会做这个手术的，但现在为时已晚，手术已经做完。如果拔掉管子，小提琴家就会死亡。不过如果你能继续忍耐9个月，小提琴家就会得救，你也能安然无恙。

汤普逊举这个例子是想说明，如果你同意医生的话，那毋庸置疑你是一个道德高尚的人，你做了了不起的事，值得赞扬。但要说到你是否必须这么做，那答案是否定的——你没有必须救小提琴家的义务和责任。

汤普逊认为，你了解情况之后，即使立即要求医生拔掉管子，也完全无可厚非。

在汤普逊的论述中，她认为道德所能要求的只是“最低限度的、符合常识的撒玛利亚主义”，即使事关人命，这一点也不会改变。不能因为事关人命，就采取道德绑架，强制要求别人履行超出常识的义务。这正是汤普逊的论点所在。

汤普逊的观点无疑是正确的。但当涉及生命伦理时，总会有一些声音在说：“就没有别的办法吗？”

问题就在于事关生死时，人们不会轻易放弃，总是会想：就这样放弃吗？医疗技术的进步，带来了许多新生命的诞生，也让许多原本毫无希望的生命得到了救治。这让人们看到获救的希望就在眼前，似乎触手可及，因而更不愿轻易放弃。这时候让人放弃，是不符合人性的。对于所有的生命体而言，没有什么比生命更重要。生命是一切价值的基础。

那么，能否扩大那个“符合常识的撒玛利亚主义”的范围呢？这正是接下来我们要讨论的。

被扩大的善意

前文我们介绍过日本有关“opt-out”方式的讨论，讨论的前提是“人类生来就具备对他人的善意”这一天性。于是人的天性代替了所谓的“死者的自主决定”，人的天性决定了要捐献器官。

这种观点其实就是在尝试扩大“符合常识的撒玛利亚主义”的范围。这是将无条件为他人提供器官作为前提，并要求所有人都具备这种善意。

这种人类天性决定论，并非汤普逊所说的道德绑架。如果不愿捐献，也会尊重本人的意愿。

但如果将善意作为本性的话，那当个人的自发性并非善意，且背叛了善意时，“善良的撒玛利亚人”其行为价值就彻底颠覆了。

人类天性决定论在某种程度上其实是另一种形式的强制。

之所以出现这种想法，是因为从理论上认可儿童捐献器官时出现的困难。

法律本来规定器官捐献的前提是死者的自主决定。因此需要当事人的书面同意卡，即所谓的供体卡。

但如果按照这个规定，那儿童就无法成为捐献人，因为只有具备判断力的成人才能做出自主决定。

日本2009年7月通过的《器官移植法》修正案撤销了对捐献人的年龄限制，只要求家属同意即可捐献。如果是儿童，由监护人代为做出决定。一旦撤销对捐献者的年龄限制，那捐献的条件就只有家属的同意，如此一来倒是让日本成了一个器官捐献法律上的发达国家了。

父母是否能决定自己孩子的器官捐献?

为什么如果监护人同意，就能允许捐献呢？

如果自己的孩子已经注定无法挽救了，父母也许会想要留下孩子的一部分，去帮助别的正在遭受痛苦的人。有时这种念头是如此强烈，又如此痛苦。

可是，父母是否有权捐献自己孩子的器官？

被摘取器官的并非家属或父母，而是孩子。就算是自己的孩子，那毕竟也是另一个人。

于是出现了人类天性决定论。人死后捐献器官是人的天性决定的，如此一来，获得谁的同意就不再是个问题了。按照这种观点，日本已经和法国站在了同一层次上。

长期以来，不仅在器官移植问题上，在其他的生命伦理问题上，也经常会出现“自主决定”这一概念。尤其是无法做出判断时，就会将最终的决定权交给“当事人”自己。这种自主决定还真是一根平息一切议论的魔杖。

但大部分情况下，所谓的自主决定与其说是自己决定自己的事，更多的是决定他人的事。所谓的本性的自主决定论在这一点上并没有不同。决定如何对待他人生命的道理，就是生命伦理的自主决定。

大部分人在第一次听到出于本性的自主决定的说法时难免会大吃一惊。就算器官移植可以挽救他人的生命，但就这么直接地被告知你自打出生起就已经有了给别人捐献器官的自主决定，怕是许多人都会感到别扭吧。

再怎么说是基于人类本性的自主决定，其实也都是别人替自己做的决定吧。这才是让人感到别扭的根本原因。

另外一个原因在于，要进行器官移植，就必然会涉及人们对人类身体的看法，也就是在现代医疗中涉及的身体观。

在美国，有关器官移植最早的法律是1968年由美国统一州法委员会制定的范本，名为《统一遗体捐赠法》。这部法律将器官移植看作生命的接力和赠予。这也是美国法律对此的一贯观点。

那么，为何美国法律会将器官移植看作生命的接力和赠予呢？这是因为人的身体是一种非常有用的医疗资源。器官也是医疗资源，所以可以接力、可以赠予。这里无关善意。

前文提到的《〈器官移植法〉相关研究》的研究报告中也提到，

“人类本来就具备在死后捐献自己的器官的天性”，这也可以从“人体医疗资源化”的角度来理解。由此也可以看出，在脑死亡器官移植方面日本还是走在世界前列的。世界上也有其他一些国家正在基于同样观点制定法律。

2018年，荷兰制定法律规定每个年满18岁的荷兰公民原则上都有义务登记成为器官捐献者。这一法律从2020年开始执行。法律规定，国家将给年满18岁的成年人发出通知，如果在6周内没有明确回复拒绝，则自动成为器官捐献者。这比“opt-out”方式更进一步，大大促进了器官捐献。这部法律也明确揭示了人体作为医疗资源公共化的趋势。

这种趋势在那些强调供体器官不足问题的国家尤为引人注目。目前，法国正在讨论2018年以来持续进行的有关《生命伦理法》修订的问题，讨论的焦点之一就是如何增加器官捐献者的数量。在以前的器官移植中要求的匿名性、无偿性、征得同意后才能移植等条件都面临大幅放宽的压力。比如，前文提过，由于出现了医生擅自使用患者遗体进行医学实验的丑闻，因此增加了需要患者家属同意的条件。但现在这种家属同意开始变成推定同意了，即医生推定家属会同意即可进行移植。法国国内舆论对此也有批评意见，反对将人的身体作为资源国有化。那么，人的身体到底是不是应该资源化、国有化、公共财产化呢？

医疗技术的进步其实就是在不断开发人体这种有用的资源，

器官移植就是一个典型的例子。如果不承认人类生来就具备这种资源性，那人类天性决定论就无法成立。

也许有些人会觉得人死后，身体还能够作为一种资源派上用场是一种理想的状态，但如果强迫人们承认自己的身体其实就是一种有用的资源，这种感觉又有些微妙。

虽然身体作为资源可以发挥作用，但从另一个角度来说，那就意味着自己也不过是个有用的物体而已。这种说法其实是一个真理，但太过于直接，令人很难接受。于是就需要给这个说法披上一个外衣——善意。善意就是能够挽救一条生命、能够作为资源帮助那些不认识的人。于是，虽然有些勉强，但我们终于挣脱了那个“符合常识的撒玛利亚主义”的束缚。

这里有一个在与生命伦理相关的各种问题中都出现过的规律：医疗技术的进步，让许多原本的不可能变成可能。那么，所有的可能都是好的吗？回答这个问题很难。只要事关人命，人们很自然会将所有救治的可能都自动看成是一种善。

我们不得不选择这种披上善意外衣的可能性。有时这种善意要扩大到陌生人甚至下一代身上。但如果把这称为天性的自主决定，实在让人心里不舒服。一方面让人觉得自己被当成了物品，另一方面这种自主决定涉及了他人的生命。

从惊愕到习以为常

在日本第一例通过体外受精技术孕育的婴儿出生后不久，医学专家川喜田爱郎就说过，他无论如何都忘不了第一次听到“外婆生外孙”这种事情时，自己有多么吃惊。

他吃惊的是，现代技术让人伦秩序面临着从根本上发生崩溃的可能。川喜田说他并不想高喊着生命的尊严这种陈词滥调，他想说的是我们要冷静地考虑有可能出现的各种问题。这些问题也包括那些通过生殖技术即将或已经出生的孩子们。

川喜田认为，生殖技术对生命的人为干预，就是一种精神上的人体实验。我们一方面对生理上的人体实验严格限制，那为何又对这种精神上的人体实验听之任之？

但这一质疑很快便随着媒体对试管婴儿的热情而减退，甚至消失不见了。今天，可能很少会有人再对“外婆生外孙”这样的新闻感到太吃惊了。当我们把一切都推给当事人的自主决定，质疑自然就消失了。

当然部分原因也在于生殖技术的推广普及。和 1978 年世界上首例试管婴儿路易斯 · 布朗出生时不同，再没有人会对试管婴儿的出现表示不安了。在日本体外受精手术数量持续增加，目前每年包括使用其他辅助生殖技术在内出生的婴儿已经超过 5500 例。现在如果还有人说什么这是违背自然法则的，只会遭人嘲笑吧。

科技的广泛应用，让人们的反应从起初的惊愕变成了习以为常。另一方面也是因为技术的进步也在不断地解决安全性方面的问题。随着体外受精数量的增加，虽然有人为干预手段，但出生异常的比例与自然生产相差无几。否则，体外受精技术也不会如此迅速广泛地得到推广普及。

不论技术如何先进，如果弊大于利，就必然会被淘汰。比如第三章中提到的脑白质切除术就是一例。这一手术发端于 1935 年，作为治疗精神疾病的手术在全世界范围内被大力推广，发明者甚至获得过诺贝尔医学奖。但今天已经没有人做这一手术了。因为不仅没有任何证据能证明手术疗效，而且接受手术的患者还会出现严重的后遗症。

那么，还有什么可担心的呢？只要技术不断发展，劣币自然会被驱逐，一切都会顺利进行。这种认为技术存在预定和谐（pre-established harmony）与自然淘汰的观点很重要，如果没有这种观点，就很难出现要扩大“善意”范围的讨论。因此，问题在于技术不在于伦理。

就算是有预定和谐，危险的技术也不会立即就被淘汰。脑白质切除术也是到 1980 年以后才彻底消失的。在这些危险技术消失之前，必然会出现大量的牺牲品。而且，并非所有问题都能靠习以为常来解决。比如川喜田提到的精神上的人体实验，就不是习惯了就可以解决的。但技术普及的预定和谐论、自然淘汰论使得所有这些质疑都有被抹杀的可能。技术的普及会让人们对此习以为常。而一旦习以为常了，就会认为当初的担心不过是杞人忧天而已。

不愿放弃的社会

如果人类介入了原先本无法干预的领域、超出人类意志控制范围的领域，就会导致自然秩序的破坏。

通常，科技的进步意味着将更多的不可能变成可能。也就是说，只要技术不断进步，原本没有办法而不得不放弃的事，总会有办法解决。

人类的技术进步体现了人类不甘于忍受无能为力的境地，要掌控自己命运的愿望。从这个角度看，科技进步也是一个不断降低自然对人类影响的过程。

技术的进步能够改变原先无能为力的许多事。这背后隐藏的是人们控制、改变自然界的欲望。人类的欲望促进了技术进步，技术进步带来了更多的可能性，反过来进一步激发了人们的欲望。

当然，我们不能否认，这种欲望背后也有人类崇高的理想，有无论如何不愿放弃的坚韧精神。正是这种理想和精神促使科技不断进步。

有句话叫“知识就是力量”，是17世纪英国思想家弗朗西斯·培根的名言。这里的“知识”就是17世纪开始出现的自然科学。

这句名言强调了科学技术的目标是发展科技，同时也直截了当地揭示了科技的特点。培根认为，人类以知识作为力量，就能支配自然界。这可以为人类带来诸多福祉。科技就是支配自然界的力量，能够给人类带来幸福。于是人类对科技的进步充满了期待，科技的不断发展又催生出更高的期待。

但培根也说过“要命令自然就必须服从自然”。要通过科技支配自然，就必须遵从自然规律，否则就无法实现。实际上人类并不能完全无视自然规律。只要人类还是生物，就不可能完全违背自然规律。

可问题是我们的社会充斥着一种要凌驾于自然规律之上的氛围。现代社会仿佛已经成为一个无所不能的社会，无论发生什么人们都觉得总有办法，不愿放弃。

这种不愿放弃带来了种种问题。几乎所有的生命伦理问题都是因此而起，将人体作为医疗资源也是源于这种不愿放弃的欲望。似乎已经无法阻止这种欲望，因为这种欲望来自人的天性，非人类所能控制。

我们要正视的问题

我们应该怎么做？

首先，我们应努力寻找一条安全的技术使用之道。在此之前，我们只能随时解决不断出现的问题。

比如，在第六章涉及的生殖技术带来的问题中，我们可以制定法律，在“真挚的希望”和“社会普遍的伦理情感”中找到一个折中点。在自然主义和契约主义、自主决定和法律规定中找到一条中间道路，这样一来社会也会随之改变。

当然我们还要避免一刀切地以自主决定来解决问题。有时，自主决定是个人的重要权利，值得拼命守护，但不能因此连累他人。这就需要人们诚实以对。

在寻找技术的安全使用之道上，不能仅靠法律等社会制度的调整。要解决问题，需要考虑驱动科技进步与社会发展的原动力——人类的欲望。

在这个不愿放弃的社会中，生命有关的问题究竟会走向何处，又会以何种形式存在，这都是我们必须弄清楚的。我们必须考虑人类的前途未来，明确科技与社会的关系。这么做也许是在走弯路，也许走到最后也无法得到一个明确的答案。但只有经过这样迂回曲折的道路，我们才能重新审视人类的目标到底是什么。

我们要去哪里？这正是我们现在必须面对、必须解决的问题。

| 第十四章 |

未来会怎样?

科技的发展与我们所期待的世界

法国的辅助生殖医疗争论

2013 年法国总统奥朗德签署法律承认同性婚姻合法，引发了法国国内大规模的游行和抗议示威活动。其后，意见的严重分歧一直存在。

奥朗德之后上台的总统马克龙在 2017 年总统大选时就承诺将允许女同性恋伴侣通过别人提供的精子生育后代。之后，不仅是女同性伴侣，单身女性也可以通过这种方式生育后代。

对于辅助生殖医疗的范围，法国法律规定仅限于病理学的需要，且精子或卵子的提供必须是匿名、无偿的。如何修改这一法律成为对立双方争论的焦点。于是 2013 年发生过的激烈争论再次上演。

对于辅助生殖中第三方提供精子一事法国曾有过争议。当时有人发起一项运动，呼吁法律同意让通过 AID 出生的孩子知道自己生物学上的父亲是谁。在大家关注这一问题时，又引发了对同性婚姻的讨论。

对于这个连法国《世界报》都认为十分“敏感”的问题，马克龙却在总统大选时做出公开承诺，这是因为在法国总统大选第二年，

《生命伦理法》将进行修订。

法国《生命伦理法》的修订与生命伦理三级会议

在发达国家中，法国也是较早将生命伦理问题立法化的国家。法国《生命伦理法》的讨论始于20世纪80年代，1994年制定完成。这部法律规定了几项原则：尊重人体、人体不可侵犯、不可将人体作为财产权的对象、同意的义务等。

尊重的对象不是人类而是人体，这是法国的与众不同之处。因此，法律允许女同性伴侣通过第三者提供的精子生育，并不等于允许男同性伴侣通过代孕生育后代。因为不论委托人是谁，代孕是将女性的身体作为工具使用，这违背了“尊重人体”的原则。

法国是一个频繁修法的国家，包括宪法都会频繁修订，《生命伦理法》自然也不例外。2011年修订时就确定下一次大规模修订在七年后进行，修订前先由生命伦理三级会议进行讨论。

说起三级会议，也许有人会想到1789年法国大革命时的三级会议。三级会议起源于中世纪，第一次三级会议召开于14世纪初，成员包括僧侣、贵族和平民，他们分别代表各自的阶层，于是三级会议成为代表社会整体意见的机构。

这次三级会议的任务是商讨《生命伦理法》的修订问题。《生命伦理法》涉及社会的所有阶层和方方面面，因此需要三级会议这样能够代表社会民意的机构。不仅需要专业人士，也需要普通市民参与其中。

2018 年 1 月，法国生命伦理三级会议召开，会期不长，在集中开展了多项活动后，于 4 月底结束。会议期间举办了各种意见听取会、全国市民委员会，并通过网站进行了面向全体国民的问卷调查，分地区设立了商讨伦理问题的会场等。

主办三级会议的是法国国家伦理咨询委员会（CCNE），其任务是对在生物学、医学及卫生方面的观念进步带来的伦理问题和社会问题提出解决方案。当年 6 月，CCNE 向议会提交了相当于解决方案的“报告书”。国会据此开始了对法律修正案的讨论。

我们期待一个怎样的世界？

修订工作进展缓慢，一直拖到 2021 年，新的法国《生命伦理法》也未能完成。影响修订工作的除了新冠肺炎疫情，还有在给女性提供精子这一点上法国国内舆论的巨大分歧。2021 年 2 月 3 日，法国元老院审议通过的修正案既未批准向单身女性也未批准向女同性伴侣提供精子，可以说，这离最终的修订还差得很远。①

① 2021 年 6 月，法国通过了向所有适龄女性开放辅助生育手段（PMA）的法案。

从法国对《生命伦理法》修订的过程可以看出，现在生命伦理对我们来说意味着什么。

关于法国 2018 年生命伦理三级会议的目的，CCNE 的报告是这样说明的：

> 对于科学研究的应用，以及应用所涉及的技术，如何判定其使用是否妥当，这是生命伦理要研究的课题。只有经过充分讨论，才能建立起我们真正需要的新世界。生命伦理需要研究的核心问题，是如何利用科学的研究课题和生物医学领域的创新成果，这些课题和成果又会产生什么样的影响。2018 年生命伦理三级会议的目的就是明确这些问题。

CCNE 给这次三级会议设置了九个主题，前七个是与科技进步相关的主题，后两个是社会普遍关心的主题：

1. 人类胚胎、人类胚胎干细胞研究；
2. 遗传基因检查，基因组医学；
3. 器官捐献，器官移植；
4. 脑神经科学；
5. 医疗相关大数据；
6. 人工智能、机器人化；

7. 健康与环境；

8. 生殖；

9. 临终关怀。

这次三级会议所探讨的主题十分广泛，除了本书中提及的生命伦理问题之外，还有诸如大数据、人工智能和环境问题等社会广泛关注的问题。探讨的范围早已超出狭义的医疗及生命科学领域，涉及今后我们的社会将面临的科学技术的发展问题。实际上，生命伦理三级会议的主旨正是“我们期待一个怎样的世界”。

科学研究与技术的应用越来越直接地影响到这个世界。解决如何运用科技的问题，对于构建未来社会是不可或缺的。

比如，长期以来在医疗问题上经济因素都起着决定性的作用。我们能通过各种具体的事例感受到地球的局限性。因此，我们不可能一直采取只重视经济发展的方式。

那么替代的方式是什么？人类目前已经结束了飞速成长期，正站在平稳发展期这个高原的入口。提出这一观点的日本社会学者见田宗介(著有《现代社会将向何处去——开创高原景致》)有自己的看法。见田认为我们应该站在这个高原上开拓新的景致。看来提出“我们期待一个怎样的世界”的问题正是时候。

因此，在本书的最后，我们就来讨论一下基因编辑技术所带来的问题。

基因编辑技术

基因组(genome)原来的意思是所有基因。因此人类基因组就是指对人类这个物种而言必需的所有基因信息。人类的基因组由细胞核中的23对染色体和细胞核外所含线粒体中极少数的线粒体基因组组成(有时提到人类基因组时并不包含线粒体基因组)。

携带遗传信息的是DNA(脱氧核糖核酸)。DNA呈双螺旋结构，由脱氧核糖与磷酸，以及腺嘌呤(A)、鸟嘌呤(G)、胸腺嘧啶(T)和胞嘧啶(C)四种碱基构成。遗传信息由这四种碱基的排列顺序决定。如果用A、T、G、C四个字母代表四种碱基，那碱基的排列顺序就类似密码，而1990年启动的人类基因组计划就是破解密码。2003年测序工作已基本完成，接下来更为重要的就是破解这些遗传信息的密码。

基因编辑就是将基因组的任意一部分，像编辑密码一样进行删除、替换、插入等。如此一来可以直接改变遗传基因中的遗传信息。

20世纪70年代以后使用的基因重组技术是将生物的特定基因取出，经过加工与其他生物或细胞组合后再重新输入生物体内让其发挥作用的过程。但这一技术效率低、出错率高。

1996 年基因编辑技术出现后情况发生了改变。基因编辑技术通过核酸酶切断 DNA 的特定部分，大幅提高了准确率。

核酸酶又被称为分子剪刀，根据所使用的核酸酶的不同种类，基因编辑技术的发展先后经历了三代。2012 年出现称作 CRISPR/Cas9（成簇的规律间隔短回文重复序列/核酸内切酶）的第三代基因编辑技术，利用 RNA 做向导，把 Cas9 带到需要修改的位置进行切割。

虽然第一代和第二代基因编辑技术仍在使用，但第三代技术的出现，一举扩大了基因编辑技术的使用范围，大大降低了基因编辑的难度。不再需要丰富的知识与技术，且成本低廉，只要经过学习，高中生也可以掌握。普通人在自己家里就可以完成基因编辑，因此也被称为 DIY 生物学。

CRISPR/Cas9 基因编辑技术可以在包括人、小鼠、猪、斑马鱼、线虫、果蝇等动物的培养细胞、胚胎干（ES）细胞、诱导性多潜能干（iPS）细胞、受精卵的所有细胞中应用。CRISPR/Cas9 基因编辑技术被广泛应用于从基础研究到临床应用的各个领域，相关研究论文更是呈指数级增长。詹妮弗·杜德纳和埃玛纽埃尔·沙尔庞捷两位科学家也凭借相关研究成果获得了 2020 年的诺贝尔化学奖。

在生物品种改良上的应用

动植物的品种改良也许是基因编辑技术离我们生活最近的例子。基因编辑技术是对基因进行替换、置换的技术，但也可以切断基因的序列，作用是巨大的。切断后特定的基因便无法再发挥作用，原本由这部分基因所控制的现象也会发生变化。

比利时蓝(Belgian Blue)是一种优质的肉牛品种，肌肉量是普通肉牛的两倍，脂肪含量少，是比利时当家的肉牛品种。这种牛最初是基因突变的品种。19世纪时，人们通过对这一突变品种的人工交配繁殖，完成了育种改良。当时也正是人类开始利用基因突变的品种，通过人工育种技术，将突变结果固定并加以应用的时代。

但单纯依赖生物的突变进行育种改良偶然性太大，而且要完成对某一物种的改良，需要几代甚至更长的时间。20世纪30年代起，人类开始采用以放射线激发基因突变的方法改良物种。后来又出现了基因重组技术，90年代后期开始，转基因作物作为商品在全世界流通。之后基因编辑技术更进一步提高了人类改变基因的效率。

比利时蓝的肌肉含量之所以达到普通肉牛的两倍，是因为抑制肌肉生长的肌肉生长抑制素(myostatin)不起作用了。因此只有用基因编辑技术切断肌肉生长抑制素这一基因，才能够得到肌肉含量高的个体。2015年美国就报道过一个肌肉含量是通常品种两倍的鲑鱼。由于这种鲑鱼捕食能力过强，不能放归自然界。但如果放在人工渔场内养殖，就可以端上人们的餐桌。日本也进行过类似的研究，将鲷鱼的肌肉量增加到极限。

切断特定的基因使其无法发挥作用的方法广泛应用在各个领域，比如让出生的雏鸡都是母鸡，培育出富含能控制高血压物质(GABA)的西红柿等。这种西红柿于2020年12月在日本获得批准，正式进入市场。

基因编辑技术给农业、渔业、畜牧业等领域的品种改良和育种技术带来了巨大变化，同时全世界在相关产业和技术的开发上展开了激烈竞争。日本政府在2018年推出了综合创新战略，旨在大力推动上述领域中基因编辑技术的开发和应用。

日本通过食品卫生法对转基因生物进行安全性方面的审查。引用笔者的一位基因编辑技术研究专家朋友的话，对安全性进行有效管理对研究者以及行政管理者来说都是一个"教训"。

2019年3月，日本厚生劳动省提出的报告中，没有将大多数的基因编辑生物纳入转基因生物的范围。报告认为基因编辑仅仅切断基因，或是插入的基因仅为几个碱基的话，不属于转基因的范围，无须进行安全性审查。理由是，这种基因编辑技术的应用与传统育种技术依赖的基因突变并无本质差异，属于自然发生的变化，因此没有安全性上的问题。也许部分基因编辑的确与自然发生的基因突变没有差异，但这一理由未免牵强。总之，基因编辑生物属于综合创新战略的范围。

基因编辑技术的出现提高了改变遗传基因技术的准确率。从技术上来说，不仅能够改变特定 DNA 的序列，甚至能够置换某个构成 DNA 的碱基，也就是所谓的“碱基编辑”技术。编辑的目标越来越细化。

但基因编辑技术并不完善，准确度虽然提高了，但在基因的切断、置换、插入环节上还做不到百分之百准确。会出现脱靶(目标基因未发生变化，却改变了其他基因的情况)和镶嵌现象(mosaicism，即编辑时出现一部分目标基因发生改变而另一部分目标基因没有改变的情况)。目前对于基因编辑发生的变异还无法查明原因，且基因编辑的结果是不可逆的，因此一旦发生问题很可能没有解决办法。

从原理上看，目前人们对基因还没有彻底的了解。阻碍特定基因会带来怎样的后果，在目前的科学水平上还无法判定。人类远非全知全能，至少在现阶段，人类并不清楚基因编辑技术会带来怎样的后果。但对于全社会都在期待着发挥更大作用的基因技术而言，这种说法很难获得认同。

2019 年 10 月美国媒体报道，研究人员通过基因编辑技术研发出一种没有牛角的牛，但这些牛最终被杀死后烧掉了。对畜牧养殖业来说没有牛角的牛在饲养时安全性更高，于是研究人员研发了这种改良品种的牛。为了获得食用许可，研究人员向美国 FDA 食品和药品管理局提出调查申请，结果发现这种牛的基因中存在着本来不应存在的 DNA 分子。于是出于食品安全考虑，这些牛都被处理掉了。

但研究者们并没有放弃基因编辑技术的应用。通过基因编辑技术，不仅可以明确基因的功能，还可以研发出能够对抗气候变化和疾病的家畜以及产生有用物质的微生物和植物。

基因治疗的开展与基因编辑技术

基因编辑技术的应用已经在接近医疗临床阶段开展了。

疾病与遗传因素和环境因素相关。像受伤这样完全受环境决定的情况，也存在人为差异。虽然并非拥有某种疾病遗传基因就一定会患上这种遗传病，但大多数的疾病都属于基因引起的疾病。甚至有些疾病是单一基因疾病，只要消除了基因缺陷就能治愈。这种治疗构想在 20 世纪 70 年代转基因技术出现后就一直存在，不过实现起来还是困难重重。

公认的正式基因治疗始于 1990 年的美国。治疗对象是被称为

ADA 缺乏症的先天性免疫缺陷症候群患者。由于基因变异，患者体内缺乏 ADA 这种酶，导致免疫力缺陷，患者极易感染，甚至危及生命，因此他们只能生活在无菌环境里。

以前对 ADA 缺乏症患者采取的是通过药物补充 ADA 的治疗方法，但效果不能持续。基因治疗的原理是将包含正常 ADA 基因的细胞送入患者体内，让患者自己分泌 ADA。这种疗法一度十分受欢迎，人们将其看作是根治遗传病的终极疗法。2005 年，日本北海道大学进行了日本的第一次基因疗法，并获得成功。

但基因疗法在日本并未就此普及开来。基因疗法总会出现一些问题，诸如送入患者体内的正常基因或含有正常基因的细胞往往无法发挥作用，或者作为载体使用的病毒出现了无法忽视的副作用等。

1999 年，在美国出现了第一例死于基因疗法的患者。患者名叫杰西・盖辛格，当时刚刚年满 18 岁，是一位先天性代谢异常患者，在参加基因治疗的临床研究过程中死亡。原因是作为细胞载体的腺病毒过量。后来查明，这次实验研究采取的知情同意方式有问题。作为研究团队的领导、基因疗法的权威、宾夕法尼亚大学的詹姆斯・威尔逊被严厉问责，他担任所长的基因治疗研究所也被关闭。

2002 年，法国发生了患者陆续患上白血病因而停止基因治疗的事件。这些患者都患有先天性免疫缺陷，接受基因治疗后痊愈，但在接下来的两年里，患者陆续患上了白血病。原因是作为基因载体的病毒未能正常发挥作用，反而激活了癌症基因。2007 年英国也出现过类似的病例。

不过，基因治疗还在继续，2010 年后逐渐稳定，载体的安全性也得到大幅提升。人们期待基因编辑技术在基因疗法方面开拓出新局面。因为基因编辑可以有针对性地改变目标基因。

2014 年，美国加利福尼亚州的圣加莫生物科学公司(Sangamo Biosciences Inc.)报告了首例应用基因编辑技术的临床研究，治疗对象是艾滋病(AIDS)患者。治疗方法是从患者的血液中提取 T 细胞，通过基因编辑技术破坏细胞表面的 CCR5 蛋白质，再重新送入患者体内。CCR5 是艾滋病病毒(HIV)进入 T 细胞时的抓手，没有了 CCR5，HIV 就无法进入细胞，也就不会发生感染。

应用基因编辑技术的基因疗法始于艾滋病治疗，并逐渐发展到对先天性代谢异常的黏多糖症(mucopolysaccharide)以及各种癌症的临床试验。除了提取细胞进行基因编辑再送回人体的方法之外，研究人员还在考虑在体内直接进行基因编辑的疗法。

除了美国，其他国家也在尝试以人为对象的基因编辑疗法。

第一届人类基因编辑国际峰会

“人类基因编辑国际峰会”是由中国科学院、美国国家科学院、美国国家医学院、英国皇家学会联合举办的国际峰会。

会议得出了四点结论：第一，通过集中的基础研究和临床前期研究，明确使用人类细胞进行的基因编辑技术的开发及临床应用伴随的风险和不确定性，要从生物学的角度正确理解人类胚胎、生殖的相关细胞系；第二，体细胞基因编辑技术的临床研究与治疗是有益和有效的，应在现有的监管体制下推动相关研究；第三，生殖相关细胞系的临床研究与治疗还有许多课题，目前下结论还为时尚早；第四，设置一个可以持续进行意见沟通的机制，让所有国家的"生物医学专家、社会科学专家、伦理学家、医疗服务提供方、患者及家属、残障人士、政策制定者、监管当局、研究资金提供方、宗教界人士、公共利益代表、产业界代表以及普通市民"都参与进来，共同讨论，让各国充分协调。

上述结论中占篇幅最多的，是第三条中提到的人类生殖系的基因改变问题。基因编辑技术中大多数的课题可以分为下列六大类：

1. 脱靶或镶嵌现象等基因编辑技术上的问题；
2. 很难预测基因改变可能带来的有害性结果；
3. 有义务考虑基因改变对下一代的影响；
4. 基因编辑带来的改变具有不可逆性；
5. 长期的发展所带来的差别性和强制性；
6. 在有意改变人类进化这一点上面临的道德和伦理问题。

除非解决了基因编辑技术的安全性和有效性问题，全社会对于基因编辑技术的应用方案达成充分一致，否则对人类生殖的相关细胞系进行基因改变就是不负责任的。但声明同时也指出，“随着科学知识的进步和社会认识的发展，对生殖细胞编辑的临床使用应定期重新评估”。

在第一届人类基因编辑国际峰会上，重申了对体细胞基因编辑和生殖细胞基因编辑加以区分的重要性，鼓励针对人类胚胎和生殖相关细胞系的集中的基础研究及临床前期研究。在讨论社会、伦理课题的同时，积极推动人类生殖细胞的相关研究。

基因编辑婴儿的出生和背景

2018 年 11 月 26 日，中国研究人员贺建奎宣布两名经 CRISPR 技术编辑基因的双胞胎女婴降生，她们出生后便可以天然抵抗艾滋病病毒。贺建奎选择在这一天公布基因编辑婴儿的出生，可能是为了两天后在香港举行的第二届人类基因编辑国际峰会。这一事件成为峰会上讨论的焦点。

贺建奎本人也参加了这次峰会。如果他所言属实，那么确实有经过基因改造的人类出生了。他的报告引发了巨大争议。中国政府立即发表声明，重申中国法律禁止基因编辑婴儿的出生。世卫组织也在第二年发表声明，要求各成员国禁止经过基因改造的人类出生。2019 年年底，被大学开除的贺建奎被判处有期徒刑三年，并处罚金 300 万元。

世界首例基因编辑婴儿并非出现在解决了相关的技术性、社会性和伦理性问题之后。与 20 世纪 70 年代的转基因技术相比，基因编辑技术的准确度有了大幅提升，也在不断改进，但脱靶和镶嵌现象的技术问题并未得到有效解决，而且除了使用基因编辑技术，还有其他可以预防 HIV 感染的方法，在现阶段让经过基因编辑的受精卵孕育并出生无疑是错误的。

目前没有人赞成基因编辑婴儿的出生。但事实上对人类生殖细胞的基因编辑的研究和应用已经在积极开展当中，这也成为基因编辑婴儿出现的背景之一。从基础研究到临床应用本来就是一个持续性的过程，两者之间的门槛并不明显。无论是哪一种原因，应该说国际上的研究趋势并不能阻止基因编辑婴儿的出现。

在 2018 年 12 月 3 日第一次峰会发布的声明中，除了提到人类生殖系细胞基因编辑的临床研究为时尚早之外，对于基础研究、临床前期研究、体细胞临床研究都持肯定态度。从中可以看出，对暂时持保留态度的人类生殖系细胞基因编辑的临床应用，可以通过推动现有的研究和应用不断积累技术和经验，从而做出更合适的判断。刊登了这份声明的英国《自然》(*Nature*) 杂志在同一天针对不禁止相关基础研究之事采访了峰会组委会的詹妮弗 · 杜德纳。她说："我们不愿意永远关闭'人类生殖细胞系基因改变'这扇大门。"除了詹妮弗·杜德纳代表的主流观点，《自然》还报道了峰会对所有人类生殖细胞改变持强硬态度，许多伦理学家和研究人员都认为人类基因编辑技术的应用应限定在体细胞范围内。

2016年詹妮弗·杜德纳与沙尔庞捷共同获得了欧莱雅—联合国教科文组织联合设立的"世界杰出女科学家成就奖"，在接受法国《世界报》(8月23日)采访时，詹妮弗谈到，基因编辑婴儿的出生是一个"噩梦"，但这个"噩梦"总有一天会到来。看来，这个"噩梦"和那扇"大门"的关闭与否没有关系。

"不愿关上这扇大门"的想法，透露出峰会上占主导地位的观念。同样的观念也出现在日本政府的生命伦理专门调查会上。

"大门并未完全关上"——日本的人类基因编辑

日本内阁综合科学技术创新会议下设有生命伦理专门调查会。从2016年开始，调查会不定期发布有关人类受精胚胎基因编辑技术应用的报告。以日本首相为首的日本综合科学技术创新会议在这些报告的基础上制定政府方针。

日本政府早已声明，不允许对人类受精胚胎进行基因编辑的临床应用。但从后来的报告看，其实对人类受精胚胎的基因编辑呈逐渐放松的态势。

2018 年 3 月，综合科学技术创新会议同意利用剩余胚胎进行辅助生殖医疗的基础研究，并督促日本文部科学省、厚生劳动省制定相关规则。剩余胚胎是指使用辅助生殖技术在体外受精后未能送入子宫继续孕育过程的胚胎，这是一个在研究人员中通用的说法。如果不用作研究也是被废弃，因此获得同意就可以使用。

2019 年 6 月，规定进一步放宽，剩余胚胎还可以应用于遗传疾病预防的基础研究，也可以出于研究目的制造受精卵。

报告指出，出于对人类尊严的尊重，原则上是不能允许出于研究目的进行胚胎制造或破坏的。但追求人类健康与福祉也是基本的人权，因此为满足这种需求可以有例外的情况。考虑到近年来基因编辑技术的急速发展以及科学知识的积累，可以扩大使用人类受精胚胎的研究范围。值得关注的是将研究范围限定在“应用于辅助生殖医疗和遗传性疑难病的根治疗法”的研究，如此一来将人类受精胚胎用于基因编辑便具备了科学合理性和社会稳妥性。

虽然同为哺乳动物，但研究小鼠的受精卵对了解人类的受精卵并无帮助。研究者都认为在人类的受精胚胎上利用基因编辑技术进行研究具备科学合理性。更何况如果能够找到遗传性疑难病的根治方法，那这项研究也具备了社会稳妥性。

这份 2019 年发布的报告，为了讨论对人类受精胚胎的基因编辑研究是否可以作为例外，还罗列了一些辅助生殖和遗传性疑难病的具体名称。本书前文也有提及，如果问题具体到某个事例，人们往往就很难再质疑技术使用的合理性。如果听到某某人如何如何，人们往往都会产生同情心。如果有人不同情，则会被认为太冷酷。所以如果人们谈论的是抽象的、普遍性的问题则很容易忽视当事人的声音。这种情况的确应该避免。

当问题越是集中体现在具体、个别的事例上，就越容易获得社会的认可。以此作为突破口，肯定其科学合理性，自然就能够推动技术的发展。即使一开始有人抗拒或需要宝贵的牺牲，也一定能够战胜这些困难，找到新的治疗方法。总之可以明确的一点是，人们对于基因技术的认可度越来越高。

线粒体置换，一个孩子有三个遗传学上的父母？

除了基因编辑，这份报告中还提到允许在人类生殖细胞中使用线粒体置换技术。

线粒体的作用是提供能量，线粒体功能低下会带来各种疾病，这些疾病称为线粒体疾病，在日本属于疑难病。部分线粒体疾病是由母亲遗传给孩子的，孩子的线粒体只能来自母亲的卵子，父亲精子中的线粒体无法遗传给孩子。

于是就有了线粒体置换疗法。从女性的卵子中取出致病的线粒体，换成健康女性卵子中的线粒体，就形成了一个健康的卵子。

用这个卵子形成的受精卵发育并出生的婴儿没有线粒体疾病。不过这个婴儿身上有三个人的基因：提供精子的父亲、提供移除了线粒体的卵子的母亲和提供健康线粒体的女性。于是，这个孩子就有三位遗传学上的父母(见图 14-1)。

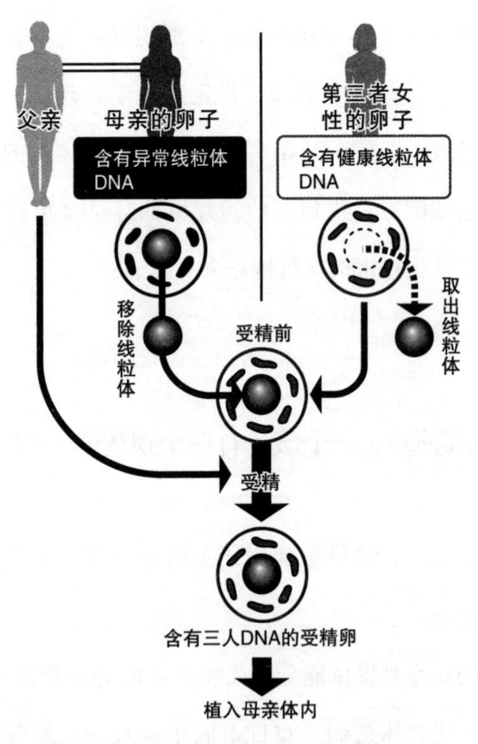

图 14-1 使用三人基因的体外受精技术

出处：器官捐献与移植国际登记处

2015年英国成为世界上第一个明确允许开展“线粒体置换疗法”的国家。第二年美国也报道了线粒体置换婴儿的出生。

英国认为与人类基因组相比，线粒体DNA数量极少，因此不能说婴儿有三个父母。但数量虽少，性质的确发生了改变。英国的做法等同于认可了这种人类遗传方式的改变。

日本综合科学技术创新会议的报告认为，允许线粒体置换的理由具备科学合理性和社会稳妥性。要研究细胞中的线粒体，就必须使用人类的卵子或受精胚胎(科学合理性)。同时这一技术也符合人们对医学的期待(社会稳妥性)，这种看法是有道理的。虽然目前只允许进行基础研究，但只要考虑到全社会对医疗技术提高的期待，自然就会将临床应用纳入研究范围。

线粒体置换技术也并非百分之百安全。2017年4月6日英国《自然》杂志就报告了一例病例，本该仅提供线粒体的女性，其部分DNA出现在婴儿体内。

至少一部分的生命科学进步是向着人类基因改造的方向迈进的，基因改造的对象也越来越广，一个典型的例子就是“喀迈拉动物”(嵌合体动物)。

拥有人类器官的猪，　用于器官移植的嵌合体动物

2000年，日本发布了禁止克隆人类的《克隆技术管理法》。这

部法律禁止将通过克隆技术人工制造的“特定胚”植入子宫、孕育出生的行为。“特定胚”指人的胚的分割胚、人的胚核移植胚、人的克隆胚、人的集合胚、人与动物的杂交胚、人的融合胚、人的集合胚、动物性融合胚以及动物性集合胚等九种。

其中的动物性集合胚是指在动物的受精卵分割后的胚胎中注入人类细胞的胚胎。2013 年日本生命伦理专门调查会批准将这种特定胚用于在动物体内培养人体器官的基础研究。日本文部科学省的专门委员会经过讨论，在 2018 年同意将动物性集合胚植入动物子宫生产，并修订了相应的指南。

一开始人们的培养目标是拥有人类胰腺的猪。供体器官短缺的问题是长期性的，由于器官移植已经推广到像癌症这样的常见病治疗中，因此不太可能有充足的可供移植的器官。于是人类开始从其他哺乳动物身上寻求器官移植的可能性。事实上，人们曾经移植过黑猩猩、猩猩和狒狒的心脏和肝脏。不过从器官的大小来看，猪无疑是最合适的，于是人们开始研究用于器官移植的猪。但跨物种的器官移植很难解决排斥及感染问题，到临床应用还有很长的路要走。让猪产生人的器官就是一个解决排斥反应的方案。如果能用患者的 iPS 细胞（诱导多能干细胞，induced pluripotent stem cells）形成器官，就不用担心移植后的排斥反应。

理论上使用从体细胞提取的 iPS 细胞就可以培养出人类的各种细胞、组织甚至器官。目前已经可以用皮肤细胞转变为 iPS 细胞，然后培养出跳动的心脏细胞，还可以用 iPS 细胞、ES 细胞形成精子和卵子，2018 年，中国成功用一只公小鼠的 iPS 细胞培养出卵子，并受精后出生。虽然从 iPS 细胞中能培养出几乎所有的细胞，但在实验室里培养出器官目前还是无法实现的。

于是就产生了用猪来培养人的器官的想法。如果可以成功，实现批量生产，就能解决供体器官短缺的问题。2017 年，日本东京大学医学研究所等机构在没有胰腺的大鼠体内培养出了小鼠的胰腺，随后移植到小鼠体内。移植五天后停止使用免疫抑制剂，胰腺仍能正常工作。

目前的研究还停留在给猪的细胞内植入人细胞的动物实验阶段，并没有到给人进行器官移植的阶段。在不断实验研究的基础上，总有一天能解决供体器官短缺的问题吧。

在希腊神话中有一种拥有狮子的头、山羊的身躯和一条蟒蛇尾巴的怪物——喀迈拉。它能口吐火焰，最后被柏勒洛丰杀死。动物性集合胚发育而成的动物就被形象地称为“喀迈拉”，其单个个体中集合了不同物种的遗传信息。这不同于动物之间的种间杂交产物，比如豹子和狮子交配生出的豹狮。

因为对人类有用，也许今后会有更多的喀迈拉动物出现，不过因为要确保这种技术的安全性，在短期内恐怕还不太可能。如果拥有人类心脏的猪，在其脑中出现了人类的细胞，那这头猪会变成人吗？猪身上培养出的虽然是人类的器官，可谁又能保证这个器官移植给人之后的安全性呢？

研究人员已经在进行给小鼠脑中注入人iPS细胞的实验了。所谓的“猪人”也许只是个幻想，但就算拥有人类心脏的猪仅仅只是一头猪，和石黑一雄在《别让我走》里描绘的专门用于器官移植的克隆人不同，它就可以随便利用吗？

日本《FACTA》杂志2018年4月刊以《人动物“嵌迈拉”研究解禁，令人毛骨悚然》为题，报道了日本文部科学省委员会在这一问题上的讨论情况。文章的副标题是“贯穿始终的高高在上的态度”。在委员会的专家们看来，那些都是外行的无知妄想，他们讨论的始终都是怎么把这些人从妄想中拉回来。事实上，科学已经具备颠覆这个社会的能力，不论是基因编辑研究，还是iPS细胞研究，作为外行的普通人都不会沉默地等待答案。

让　路！

对于不断发展的科学研究与伦理之间的关系，存在着各种各样的看法。在第一届人类基因编辑国际峰会上提出了六个有关人类基因编辑的课题，但也有人认为对于科学技术而言，没有必要从伦理的角度分析考察这些课题，科学技术的发展本身就能够解决不断出现的问题。有这种想法的人不在少数。

比如在 2015 年，心理学家斯蒂文·平克发表了《对生命伦理的道德命令》一文。论文从对生物工艺学叫停的质疑开始。

痛苦本来就是人生来无法避免的现实的一部分。但平克认为，最近 20 年来人类遭受的病痛之苦已经减少了 35%，这主要是因为经济发展和医疗技术的进步。基因编辑技术可以开发对遗传性疾病的新疗法，从而进一步减少人类的病痛之苦。但在生物工艺学的发展面前，基于伦理学和道德层面上的命令却只有一句蛮横的“让路！”

平克认为，伦理学高举纳粹的优生思想、小说《美丽新世界》(*Brave New World*)和电影《变种异煞》(*Gattaca*)，强调生物医学研究会带来一个噩梦般的世界，高喊着所谓“尊严”“神圣”“社会正义”的口号，对科学研究大加限制，这种限制是在阻碍人们从病痛之苦中解脱出来，是不符合伦理道德的。对于科学研究人为地叫停、终止并非最好的解决办法，而是一种妄想。凭借着妄想让科技发展的脚步停下来，会造成更大的损失。根据历史经验，所有试图限制科学技术研究的尝试都是有害无益的。

平克还指出，目前以人为对象的实验都需要本人的知情同意，这已经足够保证实验的安全性。科学研究有其自身的规律，指望生物医学研究能够解决所有的问题并不现实，不过只要这种尝试不停，人类的苦痛就会不断减少。生物医学研究就是一个没有尽头的尝试，不能给这样的研究加上限制。只要对经济发展有帮助，伦理学、生命伦理都应该让路，不要多嘴。这就是平克的结论。

伦理分析的必要性

其实要反驳平克也很容易。科学带来的也并非都是积极正面的。这里我们引用哲学家马修·贝尔德发表在网络上的《生命伦理就是道德命令——反驳斯蒂文·平克》一文，逐条列举。

首先，平克所说有合理之处，我们这个世界的确享受着科技进步带来的益处，科技的发展会带来反乌托邦式的恐怖场景也不过是科幻小说中的描述。但即使我们不提纳粹，人类历史上也不乏一些有违伦理的科学实验。美国、法国等国之所以出现生命伦理这一研究领域，也是因为二战后出现的一些以人作为实验对象的医学实验缺乏伦理道德性。在基因治疗方面，也出现过一些失败的案例，比如1999年美国的杰西·盖辛格事件，以及2022年法国发生的严重副作用(白血病)事件。因此目前还无法断言基因技术就是安全的。再加上基因编辑婴儿的出生这种近乎失控的事件也偶有发生，基因编辑技术上还存在没有解决的难题以及难以预测的风险。知情同意确实可以给参与实验者提供一定的保护，但并非万能，对于那些经由基因编辑胚胎出生的婴儿，就根本无法征得所谓的知情同意。

平克自己也承认对科技进步结果的预测是有难度的，既然如此，那他所谓生物工艺学必定会带来乐观结果一说也就不攻自破了。正因为有不确定性才需要制定政策引导。问题的本质并不在于脱靶或镶嵌现象这种技术上的风险，而在于改变人类基因的结果是根本无法预测的。随着人类对基因组的了解越来越深入，人们也明白了简单的基因决定论是无法成立的。没人能够保证基因改变带来的不利影响能处于可控范围内。基因编辑带来的基因改变至少在现阶段是不可逆的，这种改变必将被下一代继承。在这种原则性的问题上提出质疑是有益且必要的。

平克认为随着生命科学中新技术的发展、普及，当初的批评会自然而然地消失。事实上，有更多的科学研究或科学技术即使没有遭受批评也会随着时间的流逝而消失。回头再看那些经受住岁月考验的，会发现那些批评才是毫无意义的。像《优生保护法》这样，本身毫无科学性可言的，反而靠惰性一直存在下来，并且继续施加恶劣的影响。

退一步说，就算一项技术已经成熟并为社会接受，也会受到批评和反对，这些批评也会随着技术的发展不断改变。除非是从纯功利主义的角度，否则不会认为只要有助于人类的幸福就一定是可以接受的。不是只要结果幸福就一切都可以接受，目的正确并不意味着可以不择手段。因此，不论生物工艺学的目的多么崇高，我们也不能对它采取的方式手段不闻不问。从伦理道德的角度探讨相关问题是有必要的。不能用某个个别的、具体的事例替代普遍性的考察。

民主主义的讨论

首先我们应该确定从什么角度如何探讨?

目前在这一问题上占主导地位的看法来自1975年举行的阿西洛玛会议(Asilomar Conference)。

会议明确指出,对于会给社会带来不良后果的生命科学研究,希望研究者进行自我管理。对自己正在进行的研究,研究人员要做好风险管理,确保研究不出现危险性的后果,并在研究过程中加以限制,必要时暂停研究。通过研究人员的自我管理,让科学技术与科学研究得以发展。后来召开的人类基因编辑国际峰会也继承了这一理念。

生物医学领域里最尖端的研究具备高度的专业性,因此阿西洛玛会议的理念有其必然性。那些清楚研究现状的科学家们会确定研究风险,根据风险评估对研究进行管理和控制。这是一种理想方式,但这种方式规避了法律的监控。

1975年的阿西洛玛会议上,美国议员爱德华·肯尼迪说:

> 科学家能够从自己的研究对社会产生的影响的角度来考虑问题，无疑是值得称赞的，但还不够。做出何时应该停止、何时又能重启研究的决定的，不应该只是科学家本人。科技发展所涉及的问题早已远远超出了科技的范畴，也超出了科学家们的能力范围。他们对研究项目的自主管理，其实让他们成了公共政策的制定者。

阿西洛玛会议的精神，其实是让专家对风险做出判断，其他人的指责也好，质疑也好，都被归结为专业知识的欠缺或无知，那些需要长时间讨论才能明确的伦理道德问题也被无视。

总之，有关基因编辑技术的问题显然并非建立一个现实中的监管体制就能解决，不过首先需要建立起这样的监管体制。人们对于科技发展会带来的未来世界总是穷尽想象，所以我们也需要从各个不同的角度对各种可能性加以讨论。对于基因编辑导致的基因改变所带来的影响和风险，不应只靠这一领域的专家来评估。尤其是考虑到现实中已经出现了所谓 DIY 生物学，因此阿西洛玛会议提出的依靠研究人员自主管理的理念恐怕并不合适。比如我们都会想到的，转基因作物目前已经在全世界广泛种植，这就是一个脱离了监管的例子。我们有必要扩大参与风险评估的专家范围。顺便一提，日本的所谓审议会政治也有再讨论的必要，我们应该思考一下只考虑经济效益的创新政策是否有效了。

讨论基因改变问题就不能不提优生学。“优生学可以定义为以改良人类遗传性质为目的的所有方法和实践”。这是优生学提倡者高尔顿的说法。如果这不是出于政府的强制要求，而是个人的自发选择，那自然无可厚非。这么做无疑是减小了多样性的可能。

正如基因编辑技术为遗传病的治疗带来了曙光，但不等于我们就可以忽视这项技术所带来的影响。第一届人类基因编辑国际峰会上提出的那些课题还没有得到解决。我们应该对基因编辑技术带来的风险充分评估，尤其是基因改变对人类的影响。这种讨论必须遵循民主主义的原则。

后记

第一次确定自主决定权在法律上的重要性，是在19世纪末。提出这一观点的论文中指出，自主决定权的核心是“独处的权利”，也就是“享受生活的权利”。但目前为止我们有关生命伦理的讨论中，自主决定权还没能实现这一点。人们做出自主决定时，大多涉及其他人的生命。换句话说，我们的社会不是一个能让我们完全独立自主做决定的社会。本书提到的日本《器官移植法》的修订也是如此。还有最近受到关注的“人生会议”、由于人们对医学的美好期待而将基因编辑正当化的所谓“社会稳妥性”等，其实都是如此。所谓的“本人意愿”越来越像一根魔杖。这一切都让人很不舒服，虽然看起来只要本人愿意任何事情都能允许，但其实你所能期盼的都是别人已经决定好的。如何决定的呢？由经济因素决定的。如此一来就更令人难以接受。

于是我们不禁要问，人类的未来是什么样的？我们需要发挥想象力，普通人在应对各种各样的问题的同时，也在面对着知识一体化对未来社会的影响。

这本书在2009年第一次出版后，时隔11年得到了再版的机会。我在相当短的时间内完成了全书的修订。第一版只有10章，本次修订成14章。其中第二章、第五章、第十章和第十四章是新增章节。对原来10章的内容仅做了部分修订，其中的部分资料也许有些陈旧，但考虑再三还是决定予以保留。作为一本生命伦理方面的入门书，保留这些较早的资料是有必要的。

最后，我要感谢我的诤友、东京大学的小松美彦先生，在他的鼓励下我才开始了这本书的写作。我要感谢编辑部的藤田浩芳，他帮助我将原本凌乱的章节一一归纳整理。我还要感谢法国笛卡尔研究中心的安妮·比特博尔-厄斯佩里耶斯(Annie Bitbol-Hespériès)博士，是她给我提供了许多法国的相关资料。

2021年3月

香川知晶